CORRECTION PAR MANIERE D'ENSEIGNEMENT DV DIALOGVE APOLOGIQVE DV Sieur se disant de Castelmont Medecin Spagyrique.

Par M. IACQVES FONTAINE, premier Professeur en l'Vniuersité de Medecine d'Aix.

A Monseigneur,
Monseigneur du Vair Cheualier, Conseiller du Roy en ses Conseils d'Estat & priué. Premier President en la Cour de Parlement de Prouence.

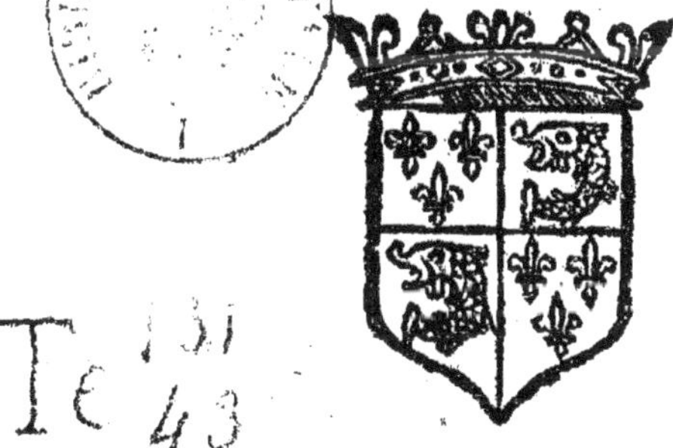

A AIX,
Par IEAN THOLOSAN, Imprimeur du Roy, & de ladicte Ville, 1607.

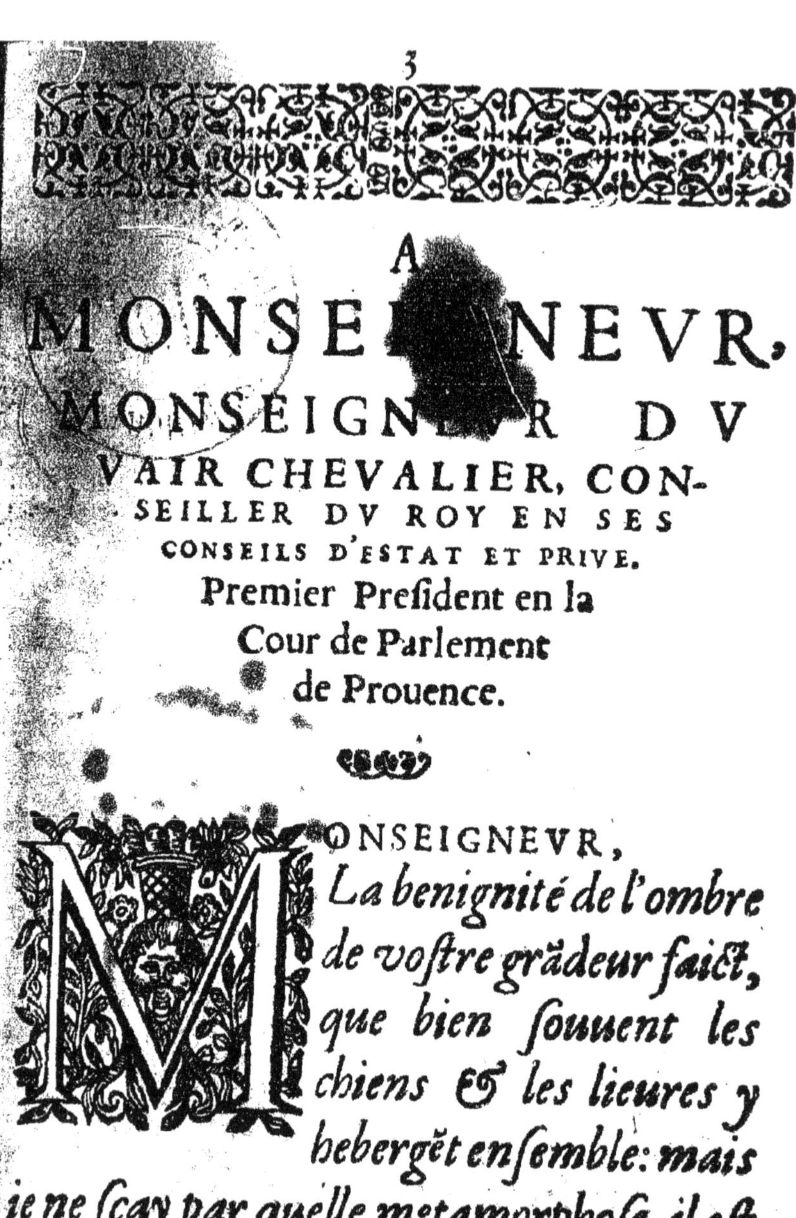

A MONSEIGNEVR, MONSEIGNEVR DV VAIR CHEVALIER, CONSEILLER DV ROY EN SES CONSEILS D'ESTAT ET PRIVE.

Premier President en la Cour de Parlement de Prouence.

MONSEIGNEVR,

La benignité de l'ombre de vostre grãdeur faict, que bien souuent les chiens & les lieures y hebergẽt ensemble: mais ie ne sçay par quelle metamorphose, il est arriué que nous qui estions n'a pas long temps les abayeurs, comme on nous accuse à tort, & sans raison, nous ayons changé de naturel & comme les pauures biches ne soyons [illegible] que la proye, non de nos chiens, co[illegible]ut Acteon: mais des cerfs qui se p[illegible]gnent d'auoir esté par nous eslancez & relancez, qu'y feroit on? c'est le cours du monde. Ce qui estoit basti fermemenét, en peu de teps tõbe en miserable ruine. Il est ne[illegible]tmoins permis selon le droict de nature de soustenir & de defendre, de repousser vne violence, par vne autre violence. Ie ne le sçaurois faire les iniures sont trop grandes. On morgue bien quelques fois, mais c'est pour faire peur aux Paracelsistes, lesquels s'eschauffent de peu de bois, comme les fours des pauures gens de vilage. Il n'est pas permis ez iniures de rendre la

pareille,

pareille, & comme on dict chou, pour chou: mais de s'attaquer principalement à ce qui est du fons & de la querelle, c'est mon dessain. Ie laisseray les iniures aux tripieres du petit Chastelet. Vous estes digne Parrin, Monseigneur, *de tous les combats des lettrés, cestuy-cy parauenture ne vous sera pas desagreable. Pardonnez moy, si quelques fois le grād nombre des iniures qu'on iette sur nous, me faict lascher quelque mot picquant: mais ce sera auec toute la modestie que ie pourray pour ne vous offencer, & pour garder que vous ne receuiez de bon œil ce petit discours lequel i'ay faict, constraint & forcé par les iniures de nos aduersaires, vous priāt,* Monseigneur, *de croire que ie n'ay autre vouloir en iceluy, comme en tous les autres que i'ay es-*

crits, que de profiter au public, & deffendre la verité de laquelle vous estes le plus grand protecteur que ie cognoisse au monde : & pource aymant la verité, ie le dedie & consacre au pere mondain d'icelle, le priant qu'il m'aye tousiours pour son

Tres-humble & tres obeissant seruiteur,

IACQVES FONTAINE.

CHAPITRE SINGVLIER.

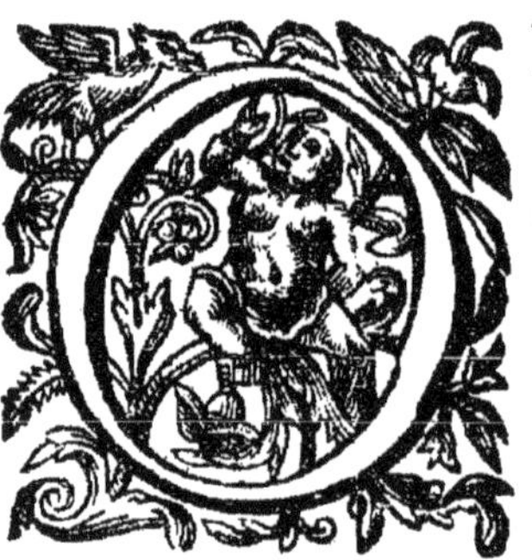

N ne met plus en doubte, la neceſſité de la Medecine, deſpuis que le ſage a dict, Dieu du Ciel a cree la Medecine, & l'homme prudét ne la refuſera pas : mais de tout temps, on a controuerſé la verité d'icelle. De ceſte querelle ſont nees pluſieurs ſectes de Medecins. Hippocrate qui eſtoït du temps du Roy Xerces, a combatu contre les Medecins Cnidiens, au liure de la façon de viure ez maladies aigues. Galien deſpuis a confondu les Empyriques & Methodiques, au liure qu'il a faict de la ſecte des Medecins. Et particulierement il a diſputé contre Eraſiſtrate, qui vouloit qu'on ne ſeignat personne,en quelque maladie que ce feust. Dauantage contre Thessale,qui se vantoit de pouuoir enseigner parfaictement la Medecine en six mois,& cõtre plusieurs autres, comme on peut voir dedans ses œuures. Dont nous n'auons que faire, de refuter les opinions de tels Medecins, puis qu'elles ont esté amplement, & doctement renuersees,par l'admirable Galien. Il est questiõ d'auoir affaire auec quelques vns, qui se disent Medecins, lesquels pour donner plus beau lustre à leur Medecine se parent, & couurent de plus beaux, & plus specieux titres,qu'on pourroit imaginer. Cela est suspect à vn tres docte homme de nostre temps, lequel escrit, qu'il est vray semblable qu'Hercule, Thesee, Hector, Polux, AEnee, Romulus, & tous les autres qui tirent leur source,& naissance des grands,& des Dieux soyent bastards. Car n'osans se vanter de leur source naturelle, ils l'attirent des grands, & des Dieux, & en leur particulier ils n'ont ny nom ny,surnom. Les Sectaires de ce temps,cõme auortons & bastards de la vraye Medecine, tirent leur source du renommé Trismegiste, & appellent leur doctrine Hermetique, les autres se nomment Spagyriques, pource qu'ils separent & assemblent ? Vrayement ils separent l'ame du corps,& assemblent la mort auec icelluy, ils n'osent plut quasi ouuertement prendre le nom de Paracelse, car outre qu'il n'a point de religiõ,sa doctrine est si difforme,que Libauius grand Alchimiste de nostre temps a escrit au chapitre premier, du premier liure de son Alchimie: que la doctrine de Paracelse estoit vne vanterie monstrueuse, composee d'vne lourde science & temerité, meslant l'Alchimie auec la Medecine, & par ce moyen confondant toutes les sciences. Il falloit respondre à Libauius en la page 51. de vostre liure,& non pas en taschant d'excuser vostre Paracelse l'accuser d'arrogance & iactance qu'il se donnoit de sa science,ainsi parlez vous. Que respondrez vous à ce que le mesme Libauius dict, au premier chapitre, du second liure de l'Alchimie en parlant de la puissance que le Ciel a dessus les corps inferieurs. Notez dict il,qu'il ne faut pas entendre ces choses,comme la fole secte des Paracelsistes l'entend,se mocquant par ce moyen de toute la Philosophie d'Aristote,& de Galien,& proferãt des paroles monstrueuses, par vne superstition magique. Si vous receuiez les authoritez ie vous chargerois rudement,mais il faut demeurer en termes.

Il y a long temps que le docte Eraste a mis par terre la doctrine de Paracelse, quoy que Castelmont allegue. Plusieurs autres Medecins l'ont combatue, comme on peut voir en leurs liures : mais comme d'vn grand torrent qui rauage la plaine proche d'vne aspre & haute mõtaigne, naissent de petites branches, en façon de ruisseaux endommageans quelque partie du terroir, ausquels on tasche de rompre la course par quelque petit reparement, & de le remettre & confondre auec le gros du torrent, de mesme. Mõseigneur, il y a vn petit debordemẽt en ceste ville d'Aix, nay de la secte Paracelsique, contre lesquels seroit bon de faire vn rampart, à celle fin que par la fausseté de la doctrine, & cures impertinentes, ils ne gastent la santé des habitans d'Aix. C'est à nous à qui est commis legitimement le soing & la surueillance de la santé de vostre ville: c'est à nous de vous le remonstrer, à celle fin que par vostre equité, prudence, & sagesse, vous y apportiez les remedes conuenables.

Il nous est fort estrange & à contre-cœur d'entrer en lyce auec ceux, qui n'ont iamais esté dressez, en aucune sorte de bonne science, & ne se targuent que de certaines practiques qu'ils disent auoir faictes, sans rendre aucune raison d icelles, à la façon des Empyriques, ce seroit autre chose si l'on mettoit en lyste ceux qu'ils ont malheureusement enuoyé de là les monts, despuis le temps qu'ils sont en ceste ville. Mais puis qu'il est question de faire voir leur impudente ignorance, nous y procederons par maniere d'enseignement & de correction, puis qu'il nous est commandé d'enseigner les ignares, & faire du bien à ceux qui nous veulent mal, en leur remonstrãt doucement & facilement d'où leurs aueuglemens prennent source. Mais comment cela se pourra-il faire sans alleguer l'authorité des doctes personnages, puis qu'en la page 66. ils escriuent que l'authorité ne doit estre apportee en la Medecine. Patience, nous tascherons en ce, de leur complairre, tãt qu'il nous sera possible. Le nom des gens de bien leur faict peur, comme la peau de Chameau de S. Iean à Herode.

On nous excusera si contre nostre coustume, nous vsons d vn style large, aysé, & facile, puis que faisant autrement nous serions peu entendus, & pourrions estre cause que nos aduersaires mourroyent en leur grossiere ignorance. L'Eglise prie pour les infideles, & nous trauaille-

rons

rons, par nostre facilité de reduire ces pauures esgarez, au chemin de la vraye Medecine. Commençons donc d'enfiler nostre discours, sans alleguer authorité aucune, que de la raison & de l'experience.

PREMIERE LECTVRE.

OV se treuue la priuation de quelque chose, & la capacité, ou puissance de la receuoir, là necessairement loge le desir de la posseder: car autrement la puissance seroit vaine: or est il que l'entendement humain, au commencement de sa creation est priué, & vuide de toute cognoissance: capable neautmoins de cognoistre beaucoup de choses, comme les effects le monstrent. Doncques il desire naturellement de le cognoistre: mais puis qu'il est enfermé dedans le corps, ou comme dedans vne maison familiere, ou dans vne prison, il est constrainct d'éprunter l'ayde des sentiments exterieurs: de là s'ensuit qu'il n'y a aucune chose en l'entendement, qui n'aye premierement passé par les sentiments, lesquels bien souuent sont trompez par les indispositions de leurs instruments: pourtãt ils

ils ſont cauſe, que l'entendemect eſt trompé en la cognoiſſance des choſes preſentees par les ſentiments. Et quand les ſentiments ſeroyent bien diſpoſez, la ſemblãce des choſes deceuroit l'entendement: Car s'il y a des choſes blanches froides comme la neige : on en voit auſſi de bruslantes comme la chaux. L'amere Coloquinte garde de dormir, l'Opium amer endort. Pour ſatisfaire à ces manquemens , & que l'entendement reçoiue le plus de perfection, qui luy eſt poſſible, il eſt beſoin d'employer la raiſon & l'experience particuliere. Pour acquerir la cognoiſſance aſſeuree du grand nombre, & preſque infini des choſes, qui peuuent eſtre cogneues. Il eſt beſoin d'vn grãd nombre des raiſons, & d'experiences. Les experiẽces nous mettront au chemin de l'inuention, & les raiſons ſont les iuges des choſes qui ſe preſenteront en iceluy. Pour dire la verité c'eſt tromper le deſir de l'homme, que de le retenir en la ſeule cognoiſſance des ſentiments, & des choſes particulieres, c'eſt à dire en l'experience, & ne permettre qu'il monte plus haut par la raiſon à la contemplation de la cauſe de ce qui eſt propoſé, à laquelle il pretend naturellement: A meſure doncques que l'on a commencé d'experimen-

 ter, &

ter, & raiſonner : on a auſſi commencé de ſçauoir, & par la multiplication des raiſons & experiences, le ſçauoir a eſté augmenté. Doncques pour baſtir ce qu'on a de cognoiſſance de la verité, il a eſté de beſoin de tant de raiſons & de tant d'experiences particulieres, que le nombre en eſt preſque infini, & en icelles il y a eu beaucoup de fauſſes conceptions, comme on peut voir par le grand nombre des opinions contraires. En fin par vne infinité de recherches faictes par de beaux & admirables entendemẽs, on a deſcouuert de la verité des choſes qui appartiennent à la Medecine, ce qu'on a peu. Et deſpuis l'inuention d'icelles, on l'a tellement confirmee, par les meſmes voyes de la raiſon, & de l'experience, que l'entendement humain a dequoy cõtenter aucunement ſon deſir naturel de ſçauoir, & occaſion de remercier à ceux qui nous ont deuancé, d'auoir par leurs extremes trauaux deſueloppé, & eſclairci la confuſion qui eſtoit en la cognoiſſance des hommes. Tous ceux doncques qui font eſtat de ſçauoir faut qu'ils ſuiuent neceſſairement le trac & la trace de nos deuanciers. Puis qu'vn ſeul n'a peu experimenter, & preuuer par raiſons, toutes les choſes appartenantes à vn art. D'ou s'enſuit, que

c'eſt

c'eſt vne extreme temerité, quand vn ſeul entendement preſume de pouuoir confondre, & aneantir le ſçauoir de tous les hommes qui ont trauaillé en la reeherche de la verité de quelque doctrine, comme a faict Paracelſe. Sur ce poinct ſe perdent les heretiques, & tous ceux qui veulent forger des loix à leur fantaſies, & qui preſument pouuoir remedier aux maladies, ſelon leurs particulieres opinions. En ce qu'eſt du ſçauoir & de la practique, il faut imiter ceux qui dreſſent les edifices, leſquels en mettant vne pierre ſur l'autre [illegible] à chef de leur baſtiment. On peu[illegible] tous les iours des remedes, leſquels [illegible] auec ceux qui ſont deſia treuuez, pour [illegible]tre l'œuure. Ainſi ont faict les Medecins anciens. Deuant Hippocrate, on vſoit de quelques peu de remedes, Hippocrate en a inuenté d'autres, & deſpuis il y a eu vn grand nombre de doctes Medecins qui en ont beaucoup treuué, comme teſmoigne Galien aux liures des remedes generaux ſelon les parties, & luy meſme n'a manqué d'en inuenter beaucoup. Les Arabes ont augmenté le nõbre des remedes. Paracelſe à l'imitation des autres Alchimiſtes (car il n'a pas eſté le premier comme Libauius a tres-bien preuué) deuoit adiouſter

iouster de nouueau ceux qu'il auoit inuenté, & non pas enflé d'vne monstrueuse superbe, tascher de renuerser tout le sçauoir de ses deuanciers, comme si vn seul entendement pouuoit estre la iuste mesure d'vne profession & doctrine. C'est là où il falloit venir, où il se falloit arrester. Ce sera asses pour la premiere lecture, pour ne confondre par la prolixité les fresles & debiles entendements de ceux qui n'ont iamais desieuné de telles v[illegible].

SECON[illegible]RE.

LA prem[illegible] fondement, & tracé [illegible] de la cognoissance & du sçauoir. En ceste seconde lecture il nous faut parler de l'operation, laquelle doit suiure la cognoissance. Car pour bien faire, & operer il est de besoin de sçauoir & entendre ce qu'il faut faire, plus d'auoir bonne volonté d'executer, & la puissance tout ensemble. Ces trois choses sõt deriuees en l'homme de la premiere essence, en laquelle le sçauoir est infini, la bonne volonté & l'amour infinie & la puissance sans terme. Tous les ignares desirent de bien faire, mais

In vitium ducit culpæ fuga ſi caret arte.

Au ſçauoir il y a de la verité,& en l'operation auſſi. En l'operation la verité du ſçauoir conſiſte en vn eſgalement,ou eſgalité de l'entendement à la choſe par luy comprinſe , c'eſt à dire quand l'entendement conçoit les choſes, comme elles ſont en leur eſtre & nature. La verité de l'operation giſt en la deüe & vraye accommodation de la cognoiſſance de l'entendement practiqué, ſur vn ſubiect particulier, comme apres auoir cogneu , que l'art de la Medecine commande de guerir les maladies par leurs contraires, la verité de l'operation conſiſtera en la deüe & vraye application des contraires ſur vn ſubiect particulier malade. Enquoy il faut remarquer qu'il y a grande difference,entre la verité de la conception de l'entendement , & celle de l'execution , ou operation. En la premiere la verité eſt pure & ſimple. L'Architecte a l'idee pure & vraye de l'edifice,qu'il proiecte:mais quād il la faut mettre en œuure la verité, & la perfection de l'idee de l'edifice ne ſe peut exactement garder,pour la varieté des ſubiects auſquels il faut appliquer l'artifice conçeu en l'entendement. Dont les Sages ont eſcrit que tous les Arts operatifs ſont coniecturaux, & ne peuuent garder vne certitude infallible, en leur operation. On faict ce que l'on peut, c'eſt à dire on applique le ſçauoir à la perfection de l'œuure le plus iuſtement, & ſyncerement qu'il eſt poſſible: mais le moins mal eſt le meilleur au monde. Le ſeul Dieu eſt parfaict & peut operer parfaictement.

Sur ceſte conſideration les ignares des arts & ſciences prennent occaſion iniuſtement de reprendre les ſçauans, puis qu'ils ne viennent touſiours iuſtement à la perfection de leur deſſain. Pour ceſte raiſon Ariſtote au commencement de la Rhetorique à Theotecte, conſiderant ce deffaut ineuitable, a eſcrit qu'il eſt tres expedient, que les bonnes loix & bonnes ordonnances (autant en faut-il entendre de tous les arts) embraſſent tout ce qui peut eſtre entendu particulierement, par icelles en laiſſant le moins qu'on pourra, des choſes particulieres, au iugement des hommes. Et pource dict Hippocrate au premier de ſes Aphoriſmes, le iugemẽt particulier des choſes eſt tres difficile. Neautmoins contre toute raiſon *Meſſer Nicolas Coningo*, ſe diſant de *Caſtelmont*, veut que la Medecine ſoit certaine &

asseuree par ces arguments, il n'y a rien qui n'aye sa cause: il est vray si c'est vn effect, mais si ce qui est proposé est cause premiere, elle n'aura point de cause, pource que dire cause est dire premier, & ne se peut comprēdre d'y auoir vn premier, deuant vn [illegible]ier. Ou autrement il faut confesser [illegible]gres infini impertinent, & impossible. Si [illegible] ne voulez ceder à la raison, allez disputer contre Aristote au second de sa Metaphysique. Ie suis bien asseuré que vous n'y entendez note (pauures gens) tout le monde vous pelaude, & iustement, pourquoy parlez vous, & pourquoy escriuez vous, ne sçauez vous pas, que tant que le sot & l'ignare ne dict mot, il tient la mine d'vn sage : ha bon Harpocrate qui s'esmerueilloit que plusieurs escriuoyent des liures de l'art de bien dire, & personne ne disoit mot de se bien taire

En boucco sarrado non intron mouscos.

Et quand nous vous accorderions qu'en la Medecine tout effect a sa cause, ce n'est pas à dire qu'elle puisse estre cogneue par l'homme : ie m'asseure qu'en l'Aymant, il y a vne cause par laquelle il attire le fer : mais elle n'est pas cogneue des hõmes. En ceste ignorance : il faut que l'entendement humain se releue à la cognoissance de celuy qui a cree toutes les causes, & les cognoit. C'est la docte ignorance. Vous pencez beaucoup faire contre nou[illegible]nd vous dictes en la page 80. que la Me[illegible] est bien miserable, que d'auoir esté [illegible] mesmes supposts dicte opinable,ou [illegible]cte à opinion,& coniecturale,& preuuez vostre dire,pource qu'en consultant vne maladie,à cinq ou six Medecins,chascun se promet de sçauoir la cause,& diront & ordonneront diuersement les vns des autres. I'admire vostre asseurance, en ce que vous n'entendez rien. Considerez que le Medecin practicien paruient à la cognoissance de la maladie par les effects, & les signes, que la cause produict, Or est-il qu'vn effect & vn signe peut proceder de plusieurs causes, comme la debilité de veüe,peut proceder du mãquement des esprits, du bouchement imparfaict de la cauité du nerf optique, & de quelque humeur qui sera en l'œil mesme. Si quelqu'vn doncques venoit à vous, & vous disoit qu'il a la veüe debile que diriez vous, de la cause de cest effect.Ie sçay bien que vous respondrez à vostre façon,que c'est le soulphre, le mercure,ou le ſel, mais il faut que ces ſubſtances ſoyent diſpoſees en quelque façon, pour produire ceſt effect. Sçauez vous en voſtre doctrine quelques ſignes neceſſaires pour conclurre neceſſairement,& demonſtratiuement, quelle eſt la cauſe definie en ceſte debilité,nous le verrons en voſtre ſecõd diſcours que vous promettez des maladies,auquel vous ſerez auſſi bien frottez & eſtrillez, comme en ceſtuy-cy. Reuenez à vous & recognoiſſez la debilité de l'entendement de l'homme. Vous ne voulez point,ou peu de diſtinctions, à la façon des heretiques de noſtre temps. Noſtre Medecine a ſes ſignes de diſtinction,quand l'entendement du Medecin ſe treuue perplex en telles & ſemblables occaſions, leſquelles ſont preſque infinies en la practique.

Vous mettez en ieu vne propoſition, pour la preuue de voſtre dire à la page 80. diſant la choſe eſt,ou elle n'eſt pas, les AEgyptiens appellez par les Prouençaux Boëmians ioüet à la *Carabaſſe*,en laquelle apres qu'ils ont faict quelques tours d'vne corde d'vn doigt à l'autre,ils diſent *qu'il ſoit dedans,ou qu'il ſoit dehors, mais que ie tire.*

Vous auez certes autant, & plus de raison de dire, & de prononcer ce beau & premier principe de toute la Metaphysique duquel depend la preuue faicte par inconuenient, & absurdité contre tous les ignares opiniastres, comme vous. Car il est tres vray, que toutes choses sont, ou ne sont poinct, & qu'entre les propositions contredisantes, il n'y a poinct de moyen, & entredeux, ou vous estes doctes, ou vous ne l'estes pas asseureement; c'est vostre antecedent: de là vous tirez en consequence. Doncques la Medecine doit estre vraye, ou elle ne l'est pas. Vn petit *distinguo* vous coupe la gorge. Mais ie voy que vous refrognez le nez quand vous sentez venir vne distinction en campaigne: aussi estes vous tous d'vne piece en vostre ignorance; apprenez doncques que la partie de la Medecine, qui explique les regles generales, est vraye, ou tousiours, ou le plus souuent, mais en ce qui est de la practique elle est coniecturale. Car la verité de la doctrine generale est acquise par les demonstrations, qui produisent la science. Mais en la consideration des particuliers, il n'y peut auoir aucune demonstration. Pource que la definition, qui est la piece principale de de la demonſtration, ne peut conuenir aux particuliers, comme ſçauent les doctes. Si on veut perdre ſon lixif il faut lauer la teſte à vn aſne.

Vous m'accorderez, que le remede de la maladie, ou contraire, ou ſemblable, comme vous dictes, doit eſtre en aſſes grande quantité, pour guerir la maladie : ie vous prie, qui a iamais cogneu en vn malade particulier, la iuſte quantité du mal, & par conſequent du remede. Et en cela la Medecine eſt coniecturale, il faut apprendre cela & ne dire plus cõme vous eſcriuez en la page 48. Bref il faut que nous confeſſions, que ce n'eſt que par l'ignorance du Medecin, ou que le mal n'eſt dechaſſé, ou la fin d'iceluy fidellement preueüe. Voulant tirer de là, puis que la Medecine eſt vraye & du tout infallible, à voſtre aduis, que le Medecin doit guerir toute maladie, comme s'il n'y en auoit point d'incurables, hors de celles que vous exceptez.

A cœur vaillant rien impoſſible.

Vous auriez encore volonté de dire que l'ignorance des Medecins de noſtre profeſſion eſt puniſſable. Vous eſtes mal habile Moraliſte & Theologien. Si eſt-ce que vous en parlez quelque fois en vostre Dialogue à demie bouche, comme l'Espousee. Les Autheurs de la morale font beaucoup de sortes d'ignorance, entre lesquelles ils excusent celle principalement qu'ils appellent inuincible. Quand vn Medecin a bien estudié, & recherché diligemment tout ce qui est necessaire pour guerir vne maladie, s'il ne peut arriuer a la guerison d'icelle, il est excusable : mais vous qui estes le parangon du monde, nous donnez esperance, moyennant vostre certitude de la cognoissãce en la MedecineQu'vn iour nous serons affranchis de ce peché, par vostre admirable suffisance, & principalemẽt quand vous dictes en la page 26. que la Medecine est vraye pour estre de la creation de Dieu selon le Sage, & que Dieu & la nature ne font rien en vain. Il est vray, que tout ce que Dieu a faict est vray, car il est la vie, la voye & la verité. Mais il ne s'ensuit pas que tout cela soit cogneu ueritable par les hommes, ou il faudroit dire que l'homme auroit autant de cognoissance que Dieu. Dauantage, vous commettez vne sophisterie en l'equiuoque. Car quand le Sage dict que Dieu a creé la Medecine, *Medecine*, signifie ou le remede,

ou

ou l'art de la Medecine, Dieu a creé le remede,& pourtant dict Hippocrate, qui ne croit que la puissance des medicaments depend de Dieu, il n'a point d'entendement, mais les hommes ont inuenté l'art de la Medecine. Ie n'eusse iamais pansé qu'vn hõme qui recherche la verité,auec tant d'opiniastreté comme vous, feusse sophiste. Mais il y a deux sortes de sophiste, l'vn par ignorance, l'autre par dessain, vous tenez du premier, car vous ne sçauez rien en Logique,comme en toutes autres bonnes sciences, aussi vous auriez le cerueau trop foible, & auriez besoin d'vser de la quinte essence de la melisse; vous repliquez quasi ce mesme argument en la page 45. disant,la science est de la creation de Dieu, & partant veritable, il n'a pas cree la vostre qui est fausse, vous estes vn lourdaut, il y a vne science infuse, & l'autre acquise. L'infuse est vn don du Sainct Esprit,mais l'acquise ne l'est pas:La creation se faict sans aucun temps, & les sciences sont acquises auec le temps, cela est trop dur pour vos dents, mettez le en infusion par magistere, comme fit la vieille esdentee de Montpellier, qui mist le pain de la Cene en soupe pource qu'il estoit trop dur;

la ſuperbe & enfleure de voſtre eſprit & de ceux qui vous ſouſtienent, vous meine en ces precipices. Quand vous dictes en la page 71. que Hippocrate, Galien & Auicenne ont eſcrit, qu'il eſt impoſſible de faire vne doctrine certaine, ferme & aſſeuree en la Medecine, recognoiſſez l'humilité de ces braues & incomparables eſprits, & ſouuenez vous que

In animam maleuolam (id eſt) ſuperbam, non ingredietur ſapientia.

Quant aux Aphoriſmes d'Hippocrate, que vous citez en la page 67. ils ſont vrais le plus ſouuent, & auec limitation. Nous ne trompons poinct, pource que nous donnons la raiſon de noſtre faict, le mieux qu'il nous eſt poſſible, c'eſt vous qui trompez auec voz beaux mots de piperie, *Quinte eſſence, Arcane, Magiſtere, Elixir* & autres, en diſant que telles ſubſtances ſont aſtrales, eſcorchant immiſericordieuſement la langue Latine, & de plus epigemmez du firmamẽt, & ſi vous pouuiez, ſans vous deſcouurir, vous y mesleriez de la diuinité, nous en parlerons au traicté de l'Alchimie. Puis que nous ſommes ſur le propos de la verité de l'operation, ie vous veux apprendre vne choſe laquelle vous ſemblera

eſtrange

eſtrange, neautmoins elle eſt practiquee de la façon : C'eſt que bien ſouuent l'Artiſte ſupposera vne propoſition fauſſe, pour venir à chef de ſon œuure, comme ſi on veut par artifice, faire paſſer vn corps rond par le vuide d'vn corps quarré. L'artiſan ſuppoſera faux qu'vn rond contient deux de ſes diametres, & vne tierce partie d'iceluy, combien qu'il ſcache, que le diametre ne peut eſtre iuſtement meſuré auec le cercle. Pourtant que la proportion eſt irraiſonnable, neautmoins il luy ſuffit que la propoſition quoy que fauſſe, ſoit duiſable, & commode à ſon deſſain.

Sur la premiere conſideration du deffaut des arts operatifs qui ne ſe peut euiter, la pluſpart des trompeurs & abuſeurs du monde baſtiſſent le principal pilier de leur fortune, s'imaginans que les fautes qu'ils feront par le manquement de l'art, qu'ils ignorent, seront imputees au deffaut, qui arriue ordinairement ez operations humaines, & ne manqueront exemples & hiſtoires, pour couurir & excuſer ce qu'ils ont faict ignoramment.

Il appartient à ceux qui ont le ſoing du bien public, de mettre remede à ceſt inconuenient, quant à ce qui appartient à la Me-

decine,

decine, de laquelle ſeule nous entendons de parler, Hippocrate au liure de la Loy voyant qu'il y auoit beaucoup de Medecins ſemblables aux perſonnes, qui repreſentent les tragedies, leſquelles ſemblent ce qu'elles ne ſont pas vrayement : pour remedier tant qu'il eſt poſſible à ceſt inconuenient, & que en la Medecine, comme ez autres arts, on fit le mieux qu'il ſe peut, il a donné ce premier expediẽt, à ſçauoir que ceux qui deſirent d'eſtre vrais & bons Medecins, doiuent eſtre nais propres & aptes à l'eſtude de la Medecine, *Nihil facies, diceſue, inuita Minerua*, ils doiuent auſſi demeurer en vn lieu commode pour eſtudier, l'exercice des lettres doit eſtre accommencé deſpuis l'enfance, puis le continuer diligemment vn long eſpace de temps, à celle fin que la doctrine ſoit bien meure. Suiuant ce precepte la couſtume des bonnes Vniuerſitez eſtoit anciennement, laquelle a eſté confirmee aux Eſtats de Blois article 86. que à la fin des eſtudes les Regens leur feroyent aux Eſcoliers vne atteſtation de la diligence du tẽps qu'ils auoient employé en la pourſuitte de leurs eſtudes. Et deſpuis nonobſtant les certifications des Regens, il n'eſtoit permis à

perſonne

personne de practiquer en la Medecine qu'i ne feust examiné publiquement par les Do cteurs en la faculté d'icelle. Sur quoy ie n puis tenir que ie ne die, *pour monstrer que c fatras d'Empiriques ne doit estre supporté entr les hommes*, qu'il est besoin d'examiner le Medecins plus exactement, & rigoureusemẽt que tous les autres Docteurs, le Theologien interrogé dessus quelque poinct de la Foy, il peut sans faillir demander du temps pour respondre à ce qu'on luy propose. Comme peut aussi faire le Docteur ez Droicts. Dauantage l'vn & l'autre sont subiects à la correctiõ de leurs superieurs, mais le Medecin doit prõptement recognoistre la maladie, prognostiquer l'euenement d'icelle, & quant & quant ordonner les remedes conuenables pour la guerison. Le Medecin est Iuge souuerain & en dernier ressort, & n'a (dict Hippocrate en son liure de la Loy) autre punition des fautes qu'il commet que l'infamie, laquelle n'offence iamais ceux là qui en sont remplis & farcis comme les Spagyriques & Paracelsistes.

Ou estes vous messieurs qui n'auez iamais estudié qu'au tour d'vn fourneau auec les soufflets à la main ? qui auez vous entendu? où sont les escholes de Paracelse? les Hermetiques & les Spagyriques ? le public vous a-il aduoué ? qui vous a enuoyé ? Quant à nous les tres reuerends Euesques, & Archeuesques qui sont les Chancelliers des Vniuersitez Catholiques, par l'approbation des Docteurs de la faculté de la Medecine, en nous benissant nous ont donné la permission d'exercer nostre estat en robe longue, laquelle quād vous mesprisez, vous faictes voir que vostre Seigneur Epigastre, comme vous le nommez, n'estoit pas tout rempli de viande: nostre robe n'est pas comme celle que vous fistes faire il y a enuiron quatre annees à maistre Laual Tailleur pour charrier en Espaigne, elle estoit de velours mouchetee par le bas, à manches de taffetas ; on vous en a veu souuentesfois endossé, mais non pas si souuent, & si long temps que vous eussiez voulu. Les Espagnols sont trop fins, & trop madrez pour donner l'esplanade libre à l'ignorance des charlatās, le poure Iauel en diroit bien des nouuelles.

Les susdictes considerations ont esmeu les Roys de France tres-Chrestiens, de faire des belles ordonnāces concernantes l'exercice &

la practique de la Medecine, & nommeemẽt aux Estats de Blois article 84. sous le Roy Henry III. la teneur duquel est.

Nul ne pourra practiquer en la Medecine qui ne soit Docteur en ladicte faculté. Et despuis les souueraines Cours des Parlements de la France ont donné plusieurs Arrests cõformes à iceluy, comme l'Arrest qui feust donné à Paris en l'annee 1581. par lequel Roch le Baillif de la Riuiere Paracelsiste feust banni de la France. En la souueraine Cour de Parlement d'Aix en Prouence, a esté donné vn Arrest le 6. Septembre 1569. sur la Police de ladicte Ville, & Cité, par lequel est porté, en l'article dixiesme, que nul Medecin & Chirurgien estranger pourra practiquer en ladicte ville qu'il n'aye au prealable licence par escrit des dix surintendants, appellez les Gens du Roy, & Consuls de la ville, lesquelles licences seront enregistrees, ce sera asses pour la seconde lecture.

LA LECTVRE TROISIESME.

EN la page 29. de voſtre liure, vous parlez des ratiocinations demonſtratiues,& en la 66. que l'authorité ne doit eſtre receue ſans precepte demonſtratif, voire de telle force & vigueur qu'il faſſe tumber ſous les ſens l'obiect de la choſe preſuppoſee, & par ce moyen ne ſoit ſubiecte à l'opinion, ains à la demonſtration. Et en la page 79. vous dictes que les trois ſubſtances aſçauoir le ſel, le ſoulphre & le mercure ſont demonſtratiues, & par conſequent ſe peuuent anatomiſer, mais les quatre humeurs non.

Par ce texte i'entens que vous auez des ſcrutations fort curieuſes, comme vous parlez en la page 42. C'eſt en verité vne des choſes difficiles que l'on ſçauroit imaginer, que la contemplation de la demonſtration, en laquelle il faut garder vn ſi grand nombre de preceptes fort exactes, qu'il eſt preſque impoſſible d'en venir à bout, comme on peut voir par les liures d'Ariſtote, & les commentaires qu'on a faict deſſus les meſmes, mais

laiſſons

laiſſons ceſte grande difficulté,& venons à ce que vous en ſcauez. Vous dictes au premier lieu cité qu'vne choſe vous doit conſoler, & corroborer les ratiocinations demonſtratiues, c'eſt qu'il n'y a rien plus aſſeuré,que celuy qui veut ſuiure la verité & demeurer auec elle,ne ſera iamais cõfondu. Vous me faictes ſouuenir d'vn certain païſan lequel diſoit,que le breuet qu'on luy auoit donné pour ſe garder d'eſtre mordu des chiens eſtoit fort bon, pourueu qu'on euſt des pierres à la main. De meſme vous dictes que vos ratiocinations demonſtratiues ſont bonnes & corroborees, pource que vous voulez ſuiure la verité. Hé bonnes gens, vous n'y entendez pas grande fineſſe,quoy qu'il y aye du fin en voſtre liure, a mettre des eſcrits de contention en lumiere. Amuſez vous à meſurer les degrez de vos forneaux,au paſſage que vous alleguez , pour la verité l'on entẽd Dieu,en la demeure auec que luy,il ne faut que ſon amour,auſſi il nous demande le cœur,& nous commande de l'aimer de tout iceluy.Ceſt amour nous faict cognoiſtre les choſes diuines, ſans demonſtration,mais par reuelation & illumination. Dauantage tous ceux qui veulent ſuiure la verité,ne demeurent pas auec Dieu, tesmoings tous les Heretiques qui veulent & pensent tous suiure la verité. De plus les Payens qui n'ont eu que bien peu de cognoissance de ceste verité, ont possedé l'vsage de la demonstration en tous les arts, plus parfaictement que les Chrestiens, qui sont en la lumiere de la verité, comme on peut voir par les œuures d'Aristote, d'Euclide, d'Archimede, & de plusieurs autres, ausquels les plus grosses lunettes du monde ne sçauroyent vous y faire voir vne seule lettre. Auec vostre penser suiure la verité, vous pensez l'auoir treuuee, *nego consequentiam*. Laissons le discours de la verité eternelle, qui garde de confusion les ames qui la recerchent, auec les moyens requis, & parlons de la verité acquise par les ratiocinations demonstratiues, qui sont basties de propositions vrayes, & necessaires. Toutes les propositions que vous mettez en vostre liure de vostre creu sont fausses, comme nous auõs desia preuué de quelques vnes, & preuuerons des autres (Dieu aydant.) Donc vostre demeure auec la verité ne peut corroborer vos ratiocinations demonstratiues, en la disposition desquelles vous n'y entendez

rien.

rien. Venons aux demonſtrations des choſes que vous anatomiſez, c'eſt à dire pour abbreger que vous monſtrez à l'œil. Voſtre anatomie eſt fauſſe, pource que les principes que vous monſtrez ne ſont pas les vrais principes des corps, comme nous prouuerons, ayãt premierement ſuppoſé la ſignification, & la diuiſion de ce mot *principe*.

Principe eſt, d'ou quelque choſe prend ſon eſtre, & origine, il y a beaucoup de belles cõſiderations là deſſus, leſquelles ie couuriray de ſilence, de peur de ne confondre l'entendement charboneux de ces miſerables Paracelſiſtes, & d'abondant on les peut voir aux liures de ceux qui ont parlé des principes.

Il y a deux ſortes de principes: les vns sõt de l'intelligence, ou de l'entendement, les autres de l'eſſence des choſes, car comme les corps naturels ont leur principes, deſquels ils dependent, ainſi les propoſitions, ou concluſions que nous mettons en auant, doiuẽt auoir leurs principes, d'où leur verité depend: comme ſi on dict que la ſcience de Paracelſe eſt mauuaiſe, nous preuuerons ceſte propoſition par ſes principes en *Datiſi*, (excuſez car il faut parler ainſi à des nouices.)

Toute science acquise par la Magie est mauuaise.
Or la sciēce de Paracelse est acquise par la Magie.
Doncques la science de Paracelse est mauuaise.

La premiere proposition est vn principe de l'entende[illegible]duquel depend la verité de la conclusio[illegible]u tort de prendre excuse, puis que ie pa[illegible] auec ceux qui vsent de Colchotar, Aludel, Alchool, Alchaly, & d'autres tels mots desquels il faut vser necessairement en l'Alchimie, comme de *Datisi* en Logique.

Le principe de l'essence est celuy qui entre en la composition des choses. Nous pretendons en ce discours, de parler de ces derniers principes. C'est vn discours le plus important qu'on sçauroit faire en vne science. Car la partie la plus importante d'vn edifice est le fondement, comme principe d'iceluy. Et pource Aristote dict, que le principe est la plus grande partie de la chose (entendent pour la consequence & importance,) & que le principe tant soit-il peu changé, change auec soy tout ce qui depend de luy. Car (dit-il) le principe estant petit en quantité, & mōtance, est merueilleusement grād en effect. Pour ce respect le rogue Paracelse considerant qu'il ne pouuoit renuerser la doctrine d'Hipd'Hippocrate, ſinon en ſappant, & culbutant les principes d'icelle : au lieu & place que les quatre elements eſtoyent conſtituez les principes du corps humain, par Hippocrate, au liure de la nature de l'homme. Paracelſe a ſuppoſé le ſel, le ſoulphre, & le mercure, deſquels il compoſe la matiere, & pource que la doctrine d'Hippocrate ſe preuue par celle d'Ariſtote (qui l'a tiree d'Hippocrate) non contant de la premiere attaque contre Hippocrate, il s'eſt rué d'vn furieux elans, cõme quand Caſtelmont eſtoit pourſuiui de ſes abbayeurs, deſſus les principes de la doctrine d'Ariſtote, aſçauoir la matiere, la forme & la priuation. Ie demande ſi les fondements d'vn baſtiment ſont ruinez, le reſte de l'edifice peut-il demeurer droit? En ceſte premiere attaque conſiſte le tout de la bataille. Nous n'vſerons en icelle (comme nous auons promis) pour nous deffendre & pour offencer que de la raiſon, & de l'experience: & pource que les principes d'Ariſtote ſont premiers en la nature, donnons luy place en l'auantgarde. En la page 45. Caſtelmont faict vn foireux argument, pour ne dire furieux, pardonnez meſſieurs s'il eſchappe au Medecin quelque choſe de ſon meſtier. Voyez les meſmes mots. Ariſtote dict que la matiere, la forme & la priuation ſont les principes de tout ce qui eſt. Vous dictes faux (*ad pœnam libri*) car Ariſtote eſcrit, que ce ſont les principes du corps naturel. Helas en la doctrine d'Ariſtote, Dieu & les Anges ſeroyent ils compoſez de matiere? Vous n'auez iamais mis le nez dedans vn bon liure, vous eſtes vn maraud. Et puis vous dites pour la preuue de voſtre propoſition, que la matiere n'eſt pas principe, attendu qu'il eſt neceſſaire que la matiere ſoit conſtituee des principes. O la belle ratiocination demonſtratiue, ſi on la vous nie, en quoy en ſerez vous? Vous ne voulez point d'authori é & cependant vous propoſez vne propoſition ſans la fortifier d'aucune demonſtration, vous en eſtes doncques l'autheur, & en vſez à voſtre poſte. D'ailleurs il eſt dict en la meſme page, (la forme de meſme, veu que elle conſiſte auſſi de la matiere, teſmoin Ariſtote,) ce ſont vos paroles. Voila deux propoſitiōs fauſſes tout à la fois: la premiere, que la forme ſoit compoſee, la ſeconde qu'elle conſiſte de la matiere ſelon Ariſtote. Vous ne ſçauez parler, ny ratiociner, on ne dict pas en François

conſiſter

consister de la matiere, pour dire, *estre composé de la matiere*, car consister veut dire estre; ha mõ Dieu, qu'il y a de peine de dresser vn Asne au manege. Et bien passons auant *Deus nobis hæc ossa dedit* apprenez, que l'ame raisonnable est immortelle, laquelle si vous mettez au rang des formes (comme elle est) vous la tuez. Car si vous la faictes composee de la matiere, tout ce qui est materiel sous le ciel, est perissable, comme l'experience le preuue. Vous n'auez pas leu Aristote au 3. chap. du 2. liure de l'engendremẽt des animaux, où il dict que l'ame raisonnable ne communique aucunement auec le corps, & qu'elle vient du dehors d'iceluy, & demeure seule immortelle, entendent seule entre les autres formes. Car celles des vegetaux & des animaux sont mortelles, pource qu'elles ne peuuent operer sans le corps, dont elles seroyent en vain, hors du corps, ce que nature ne peut permettre. Aristote dict bien que la forme (entendent simplement naturelle) est tiree de la puissance de la matiere, pource que la matiere estant preparee, la forme est joincte auec elle: mais elle n'est pas faicte de la matiere, selon Aristote. Car au premier liure de la Physique, il dict qu'vn principe n'est pas faict d'vn autre, pource que s'il en estoit faict, il ne seroit pas principe; en suite vous escriuez la priuation, qui ne subsiste d'aucune chose, ne peut estre principe. Il faudroit doncques à vostre dire, que la chose qui est dicte principe, subsistat de quelque chose, & qu'elle releuat d'vn principe premier, & ainsi infinimēt. A la cinquiesme, apprendre à parler François ? Entendez Messieurs la parole demonstratiue, toutes choses sont de creation ternaire, & diuine? Aduisez s'il veut dire tout est cree en nombre ternaire, ou si la creation est ternaire. La premiere est fausse, car il y a plus de trois & quatre cieux, la seconde est fausse aussi : Car la creation eu esgard aux choses creées, est de plus grand nombre que de trois, i'ay compassion de son asnerie. Ce pauure homme veut dire que la creation a esté faicte selon trois choses, asçauoir nombre, pois, & mesure, & encore en matiere, forme & priuation, pour le premier il est vray & de l'escripture, pour le second il est faux, car les Anges & l'ame raisonnable n'ont ny matiere, ny priuation en la façon qu'ils veulent. Car par la priuatiō ils entendent la mort, comme ils expliquent,

&

& telles ſubſtances ne mourront iamais. Dauantage, ſauf leur male grace, la mort n'eſt pas bien nommee priuation. Car la mort eſt contraire à la vie, & la vie conſiſte en la preſence de l'ame dans le corps. La mort doncques eſt la ſeparatiõ de l'ame d'auec le corps, comme aux hommes, ou l'aneantiſſement de l'ame au corps, comme aux beſtes, mais la priuation n'eſt pas cela, car la mort n'eſt pas au corps mort, d'autant qu'il eſt mort, & ne meurt plus. Mais la priuation, qui eſt l'abſence de la forme auec puiſſance de la receuoir, accompagne touſiours le corps mort. Tout cela n'eſt que confuſion Paracelſique, ignorãce lourde & groſſiere. Allons par le grand chemin, & diſons qu'il y a trois principes des corps naturels, deux qui entrent en la compoſition, aſçauoir la matiere, & la forme, & la priuation qui eſt le principe du changement. Car nous auons deſia appellé principe, ce d'ou quelque choſe depẽd. Or la trãſmutation ſans laquelle le corps naturel ne ſeroit iamais engendré, eſt cauſee par la priuation, à cauſe que ſi la matiere eſtoit priuee de la forme, & enſẽble n'auoit la puiſſance de la receuoir, l'engendrement ne ſe feroit iamais;doncques la priuation est vn principe d'ou depend l'engendrement naturel. Les seconds principes du corps elementaire sont les quatre elements, lesquels nous preuuerons par des ratiocinations demonstratiues, & refuterons par les mesmes l'opinion contraire.

Les Alchimistes ont pensé que tout le fondemét de ceste dispute feust assis sur vne proposition d'Aristote, escrite au premier liure de la Physique, & au troisiesme de la Metaphysique, asçauoir que toutes les choses sont dissoultes,en ce dont elles auoyent esté composées,laquelle est vraye:mais si on veut dire que ce en quoy vne chose est dissoulte, soit le principe d'icelle, la proposition est fausse; Pour la premiere proposition, il est plus que raisonnable que les principes qui composent vn corps soyent en la dissoulte de ce mesme corps,comme si vn corps naturel est composé des quatre elements, quand ce corps se resouldra, apres la corruption, il sera dissoult en quatre elements. Pour la seconde, si on tire de quelque corps trois ou plusieurs substances,il ne s'ensuit pas que les substances tirees de ce corps,soyent les principesd'iceluy, cóme du laict, on tire le petit laict, le beurre, &

le

le fromage, & toutesfois ces trois ſubſtances ne ſont pas les principes du laict, pource que les principes doiuent eſtre communs, & ces trois ſubſtances ne peuuent eſtre tirees, que du laict particulierement. D'vn corps mort ſortent des vers, des mouches, & d'autres animaux, leſquels ne ſont pas principes de ce corps mort. Doncques tout ce en quoy vne choſe ſe reſoult n'eſt pas principe de la choſe : mais il eſt bien aſſeuré que ſi vn corps eſt compoſé de quelques principes, qu'il ſe reſouldra en iceux: il y a doncques deux ſortes de reſoulte, l'vne ez principes deſquels la choſe eſt compoſee, & l'autre en des choſes deſquelles elle n'eſtoit pas compoſee. Pourtant pour preuuer que quelque choſe eſt principe d'vn autre, il n'y faut pas proceder par la voye de la reſoulte, car l'argument ne ſeroit pas neceſſaire, pource qu'il y a deux ſortes de reſolte differẽtes, mais par des raiſons demõſtratiues, comme nous ferons : De là s'enſuit que les Alchimiſtes argumentent mal en ceſte façon, on tire de toutes choſes par l'artifice du feu, du mercure, du ſel, & du ſoulphre: doncques toutes choſes ſont cõpoſees de ces trois ſubſtances. Nous nions la conſequence.

De

De plus ces trois ſubſtances ne ſont autre choſe, que l'eau, l'air, & la terre, comme nous preuuerons cy apres, par des raiſons demonſtratiues, mais il falloit que ſelon l'accouſtumee Roubin parlat de ſes fleutes, & vn ſoulphreux de ſoulphre. En outre la reſoulte faicte par le feu n'eſt pas ſemblable à celle qui eſt faicte par la nature, en laquelle outre ces trois ſubſtãces le feu eſt ſeparé des autres elements, quoy qu'il ne ſoit viſible: mais ie crois que ces gens ne croyent que ce qu'ils voyent, auec toute leur Theologie diſſimulee. Venõs doncques à la preuue des principes du corps naturel, d'vne autre façon que par la reſoulte.

Tout corps naturel contenu ſous le ciel eſt composé des elements conſtituez par Hippocrate, Ariſtote, & Galien. Car tout ce qui eſt engendré, deuant qu'il le ſoit, a la puiſſance paſſiue de l'eſtre, ou autrement il ne ſeroit iamais engendré, ceſte puiſſance depend de la matiere comme nous preuuerons cy apres, car c'eſt elle qui peut eſtre formee, & par la reception des diuerſes choſes, faicte diuerſes choſes, doncques ce qui eſt engendré, deuant que de l'eſtre aura quelque matiere precedente, laquelle ſera formee ou ſans forme, elle

peut

peut bien eſtre conſideree, par l'imagination ſãs aucune forme, mais en effect elle eſt touſiours aſſemblee auecque les formes, & les qualitez contraires, de laquelle alliance, & liaiſon ſont faicts les quatre elements, comme eſcrit Ariſtote au ſecond liure de l'engendrement, & de la corruption. & Auerroez au liure ſecond de la Phyſique commentaire dixieſme, le preuue en ceſte façon. Si la matiere eſtoit ſeparee des formes, ce qui n'eſt actuellement ſeroit actuellement, qui eſt vne contradiction euidente. Car tout ce qui eſt ſeparé, peut eſtre actuellement & de ſoy meſme, ce qui ne peut arriuer à la premiere matiere, qui n'eſt qu en puiſſance. Doncques elle eſt touſiours aſſemblee, auecques les formes des corps naturels, & premierement auec les quatre qualitez, leſquelles comme premieres, demandent des premiers corps pour leurs ſubiects. On dira que la matiere eſt ioincte auec la forme de l'hõme, de l'arbre & autres, & non ſeulement auec celle des elements, ie l'accorde : mais ces corps ſont compoſez en premier lieu des elements, car le corps de l homme & des autres choſes ont de qualitez contraires, comme on preuue par experiẽce,

leſ-

lesquelles leur sont propres, ou cõmuniquees par quelques autres choses, ausquelles ces qualitez conuiennent proprement. Or est-il que ces qualitez ne peuuent estre propres au corps de l'homme, de l'arbre, & des autres. Car ces corps sont capables de receuoir toutes les qualitez successiuement, comme l'experience le preuue. D'ou s'ensuit qu'elles leur sont communiquees par des autres corps, ausquels elles conuiennent proprement; ce sont les premiers & les plus simples corps, desquels les qualitez premieres sont les proprietez, & leur conuiennent proprement. Dauantage, les qualitez contraires sont reduictes en temperament & moderation ez corps composez, à preuue d'experience. Or est-il que le temperament se faict des qualitez contraires. Doncques auant l'engendrement de ce corps, elles estoient contraires: non pas dedans le composé, car elles y sont reduictes en temperament. Il faut doncques confesser qu'elles estoiẽt dedans la matiere, qui tousiours est conioincte auec les qualitez contraires, desquelles & de la matiere sont faicts les quatre elements. Aristote au second de l'engendrement preuue la mesme proposition,

par

par vne belle raiſon, diſant : C'eſt vne choſe trop aſſeuree,que la terre ſe treuue aux corps meslangez. Car iceux deſcendent naturellement en bas,comme la terre. Il eſt auſſi euident qu'ils participent de l'eau, pource que la terre ne peut eſtre retenue,envn meſme corps & receuoir vne figure determinee,ſi elle n'eſt liee par le moyen de l'eau , comme on voit quand on peſtrit la farine,auec de l'eau.Doncques les corps meslangez ſont compoſez de terre & d'eau:d'ou s'enſuit,qu'il faut auſſi qu'ẽ leur compoſition ſoyent receus,l'air & le feu: car la terre & l'eau , qui ſont ez corps compoſez , ſont temperez , laquelle temperature vient de la meslange des contraires.Or eſt-il que le contraire de l'eau eſt le feu , & le contraire de la terre eſt l'air. Doncques les corps meslangez ſont cõpoſez des quatre elemẽts: & ſi on dit que l'air,qui eſt chaud & humide, eſt ſuffiſant de contemperer la froideur de l'eau,& la ſechereſſe de la terre,il eſt faux.Car la chaleur de l'air n'eſt pas eſgale à la froideur de la terre. Donc il y faut mesler le feu, qui eſt extremement chaud pour reſiſter à l'extreme froideur de l'eau.

Libauius grand Alchimiſte,combien qu'il

femble fauorifer à voftre fecte,& vous en faites grand cas, comme vous le fignifiez en la page 44. & nous difons qu'il eft fort docte, au chapitre 49. du fecond liure de l'Alchimie traicté premier, dict que les principes, fçauoir le fel, le foulphre, & le mercure, ont efté inuentez par les Alchimiftes, à celle fin de cognoiftre plus exactement les vertus des corps meslangez, & en quelles parties d'iceux elles eftoyēt cachees: de plus en quelle façon elles peuuent eftre mifes en vfage. De façon qu'il ne penfe pas que ce foyēt les vrais principes & elements du corps meslangé, mais inuantez par ces raifons: & de faict, au chapitre 48. il efcrit, mettez en putrefaction par le tēps qui conuiendra des herbes, des chairs auec leurs fucs, fi elles en ont, & fi elles font hors de leurs fucs, auec du vin, ou autre liqueur, apres les auoir pilees, diftilés les en baing-marié: il en fortira l'element de l'eau, & le phlegme, pilez le refidu en iettant deffus iceluy de la phlegme distilee autant que de befoin, laiffez l'infufer en vn vafe fermé, par l'efpace de fept iours, diftillez le apres, par les cendres il monftrera vne liqueur de couleur d'or, en laquelle il y a de l'air, & de l'eau,

feparez

ſeparez l'eau en bain-marie, l'air demeurera en façon d'huile doré. Apres pilez le reſidu, qu'il appelle *(caput mortuum)*& meslez y quatre parties de la ſuſdicte phlegme, & laiſſez le en infuſion, durãt les ſept iours, diſtillez auec vn feu plus grand, le phlegme ſortira le premier, apres viendra vne liqueur rouge qui eſt le feu. Par ceſt artifice Libauius tire trois ſubſtances auec celle qui demeure au fonds, qui eſt la terre, leſquelles il appelle des noms des elements ordinaires, & qu'Hippocrate, Ariſtote & Galien ont conſtitué ſecond principes du corps naturel elementaire. Mais on dira que le magiſtere des quatre elements, eſt bien different du magiſtere des principes, & de faict Libauius en faict deux chapitres ſeparez. Nous reſpondons que Libauius l'a faict pour la raiſon qu'il a deſia eſcripte, mais que de faict c'eſt vne meſme choſe, comme on peut voir par le magiſtere, qu'il faict des principes, du poiure, du gaïac, de l'huile d'oliues, duquel il ne tire que le phlegme, & l'huile de diuerſe couleur, & le caput mortuum demeure au fonds. Et pourtant Libauius n'eſt poinct en effect, d'autre opinion que de celle d'Hippocrate, & des autres anciens Medecins ſur le faict des principes.

Les principes des Alchimiſtes ſont differents de ceux d'Hippocrate, ou pour reſpect de la forme, ou de la matiere d'iceux. Si pour le regard de la forme, la queſtion ne ſeroit que de la primauté des principes, & puis que nous auons preuué que les elements ſont les premiers principes, apres la matiere, la forme & la priuation, ils ſeroyent principes du ſoulphre, du ſel & du Mercure. Si pour le regard de la matiere, il falloit introduire en la nature, vn autre principe materiel different de la matiere commune des elements, ce qui eſt abſurde, hors de propos, & de toute raiſon. Et pource qu'ils diſent que ces premiers principes ſont forgez à plaiſir, & par imagination, nous qui traictons des principes hors de la Phyſique & de la Metaphyſique, il nous ſera permis cõtre les preceptes d'Ariſtote, lequel dict qu'aucune ſcience ne preuue ſes principes, mais ils les reçoiuent par ſuppoſition, de les preuuer hors de la Phyſique, par raiſons metaphyſicales, ces mots eſtouneront nos gens & les feront trembler comme vn petit roſeau qui eſt en eau coulãte. Mais nous n'eſcriuons pas pour eux, qui ſont incapables de

nous

nous entendre, mais plus pour ceux , qui iniustement & pour l'enuie qu'ils portent aux vrais Medecins fauorisent leur parti,& de telle façon qu'eux mesmes ont mis la main à la compositiõ de son œuure, en quoy ils se font tort de mesler leur [illegible]r auec vne lye pourrie de lourde ignorance. Quant à vostre Philosophie de la 74. page, que la substance est premiere que l'accident , cela est vray en l'ordre de nature , car l'accident a son estre par la substance,doncques il depend d'icelle. Il est raisonnable que celuy duquel vn autre releue , soit premier en nature,& en dignité: mais en l'ordre du temps ils peuuent estre ensemble , cela vous sera incomprehensible, qui n'auez que du desordre en vostre ceruelle. Vous vsez de la Saincte Escripture,comme ce maistre du noir à noircir , quand il disoit, *Angelis tuis mãdauit de te,&c.* Dieu a créé tout le monde de rien,& par consequent la matiere,& tous les accidents. Mais l'entendement qui est le vray Spagyrique , separe ce qui est conioinct,& comprend la substance,& l'accident separez l'vn de l'autre. Et pour cela il n'est pas hors de la foy , de croire qu'il y ait vne substance incorporee auec qualité , qui puiſſe conſtituer des corps ſi grands,auec telle quantité & qui ſoyent à elle pareils. Nous ne croyons pas que la matiere premiere,entãt que telle, ait aucune qualité. Car il y a contradictiõ manifeſte de dire matiere premiere, & auoir qualité, pource que la qualité eſt vn accident, qui ne peut eſtre reçeu en la matiere ſans qu'elle ait quantité,& par conſequẽt corporelle : car toute matiere auec quantité eſt corporelle:pourtant ſi la premiere matiere eſtoit incorporelle,& auoit quelque qualité,elle ſeroit corporelle, & incorporelle,dont la contradiction ſeroit euidente : & pour ce reſpect,pour euiter ceſt inconuenient, il faut qu'il y ait vne ſubſtãce, quoy qu'imparfaicte, comprinſe par l'entendement, laquelle n'ait point de qualité. Quant eſt du temps, & de la durée de la matiere, nous ne ſommes pas de la religion d'Ariſtote, nous croyons que Dieu a creé la matiere,& qu'elle a eu commẽcement, & qu'elle perira ſelon le bon plaiſir de celuy qui l'a creé:pourtant l'argument que vous faictes apres, ſeroit contre Ariſtote, & non pas contre nous : neautmoins en iceluy vous peſchez en eau trouble, pourtant il le faut eſclaircir,à celle fin que perſonne ne ſoit

trompé.

trompé. Vous dictes, comme se peut faire que les choses muables soyent eternelles, & immuables? Elle n'est pas immuable comme nous auons preuué; & combien qu'elle soit muable elle ne seroit pas pour cela moins incorruptible, selon la doctrine d'Aristote: car combien que la matiere premiere est creable (comme vrayement elle a esté creée par la toute puissance de Dieu) neautmoins elle est ingenerable, & incorruptible selon le discours de la raison: car ce qui est engendré, est faict de la matiere, si la matiere premiere estoit engendrée, il y auroit vne matiere premiere deuant la matiere premiere, & la matiere premiere auroit eu estre deuant que d'estre, ce qui est absurde. Aussi si elle estoit corruptible, en se corrompant elle seroit resoulte en vne autre matiere: & par ainsi elle seroit apres estre corrompue. Or ce qui est corrõpu n'est plus ce qu'il estoit, pourtant comme elle est creable, elle se peut aneantir par le vouloir de Dieu, mais non pas corrompre: car il y a bien de la difference entre l'aneantissement & la corruption: d'autant que ce qui est corrompu est changé en quelque autre chose, comme quand nous mourons nous sommes changez en pourriture: mais quand vne chose est aneantie elle n'est plus rien. Apres, pour preuuer que la matiere ne peut estre des choses muables, & des eternelles, vous dites, veu que la qualité ne peut estre sans le subiect : ô belle consequence ! vous ressemblez à plusieurs femmes, lesquelles estant masquees ressemblent belles, & demasquées sont extremement laides. Vostre argument masqué semble conclurre necessairement, ce qu'il ne faict pas. Puis doncques qu'il est question de corriger, demasquons le en ceste façon. La qualité ne peut estre sans le subiect, doncques il ne se peut faire que les choses muables soyét des eternelles & immuables : c'est vn Enthymeme demonstratif à vostre façon. Vostre antecedent est vray, car la qualité est accidét, & l'accident ne peut estre sans subiect ; mais la consequence ne vaut rien, car la matiere, selon Aristote, est incorruptible en soy, & pourtant eternelle, & neautmoins muable, pource qu'elle reçoit plusieurs formes & qualitez qui sont les causes des mutabilitez, & changements en elle. Vous dirés que ce sont des raisons pedantesques, & de l'escholle, & qu'elles ne ressentent pas l'honneste homme,

& poly en ſon ſçauoir : l'homme qui parle auec vne belle façon, auec vne parade honnorable, qui peut paroiſtre entre les gẽs d'hõneur aux bonnes compagnies, cela eſt bon de le dire en vos chambres, auec vos camerades en vous entrebraſſants comme freres, auec les beaux mots d'eſclaue, de ſeruiteur d'obligé, mais non pas en public. Vous ne deuiez pas eſcrire, vous eſtes obligez à la repartie, ſi vous ne la faictes ie vous chargeray d'vn cõmentaire *ad litteram*, qui ſera autre choſe que ceſtuy-cy : venons à la preuue des principes d'Ariſtote. Toute choſe qui eſt ou elle eſt de toute eternité comme Dieu, ou bien elle a cõmencement de ſon eſtre, comme toutes choſes creées par le vouloir de Dieu: De celles cy les vnes deſpuis leur creation n'ont receu aucun changement, comme le ciel, & quelques autres ſubſtances, les autres ſe ſont deſpuis changees, & ſe changent tous les iours. Apres qu'elles ſont changees elles ſont autres qu'elles n'eſtoient auparauant le changemẽt, tout ce qui eſt, eſt tel par ſon eſſence, doncques auant qu'elles feuſſent changees elles auoyent l'eſtre, par leur eſſence, eſtant changees elles ne ſont plus ce qu'elles eſtoyent, dõcques elles ont perdu leur premiere essẽce, pour estre ce qu'elles sont, si despuis le changement elles ne sont ce qu'elles estoyent, au parauant estre changees, elles auoyent puissance de n'estre pas ce qu'elles estoyent, & d'estre ce qu'elles sont, donc elles pouuoyent estre priuees de leur essence, & receuoir l'essence qu'elles ont : il y a donc necessairement quelque chose ayant la puissance de perdre ce qu'elle a, & de receuoir ce qu'elle n'a pas, c'est la matiere premiere, laquelle a puissance de receuoir toutes formes: Poursuiuons, despuis que la matiere est changee, il luy suruient quelque chose qu'elle n'auoit pas, qui luy cause ce changemẽt, elle reçoit donc quelque chose d'elle, autrement elle ne seroit aucunemẽt changee : par son moyen elle est ce qu'elle n'estoit pas, & toutesfois auoit puissance d'estre, elle luy donne doncques ce qu'elle a, apres le changement, mais apres iceluy elle a d'estre ce qu'elle pouuoit estre, auant qu'estre changee, doncques elle est cause qu'elle soit, ce qu'elle est, apres le changement : c'est la forme & pour ce respect definie par les Philosophes, ce qui donne l'estre à la chose, dõcques il y a deux principes premiers des corps

naturels

naturels, la matiere & la forme. Quant à la priuation nous l'auons appellee cy dessus le principe du changement. Ie suis asseuré qu'ils diront que ces arguments ne sont pas demõstratifs, pource que cõme ceux qui sont tous sensuels n'estiment rien de demonstratif sinõ que ce qui est anatomisé (comme ils parlent) & subiect au sentiment: aussi n'ont ils pas d'étendement, pour comprendre, que c'est autre chose de parler des methodes, des sciences & des moyens de les apprendre & escrire, & autre chose de traicter des choses particulieres, & sensibles. Les principes comprins par les sciences, quoy qu'ils soyent aux particuliers, mal aiseement se peuuent comprendre, que par l'entendement. Il faut donc les renuoyer à l'eschole & commencer de dechiffrer le principe de leur art, ausquels ils n'ont chãgé autre chose, que le nom pour tromper le mõde, & faire voir qu'ils ont treuué quelque chose de nouueau par dessus toute l'antiquité.

Leur opinion est telle, en la page 77. en la matiere ne se treuuẽt que ces trois seules susdictes substances qui la constituent. Or ils ont parlé & constitué ces trois principes, le sel, le soulphre, & le mercure, l'vn desquels donne le nourrissement, l'autre l'accroissement,& le troisiesme congele, & retient tout ensemble, c'est tourner le char deuant les bœufs, ils ne peuuent nier suiuant ce que dessus,que la matiere ne soit ce dequoy la chose est faicte,c'est à dire qui a puissance de receuoir la forme, si elle est composée entant que matiere,l'introduction d'vne autre forme sera empeschee, ou si elle y est introduicte, la matiere ne seroit plus matiere,car la matiere composee est matiere pour le respect de sa forme, pource que tout composé a vne forme. Doncques à l'aduenement de la forme nouuelle,la forme de la matiere par laquelle elle estoit matiere, sera corrompue,car deux formes ne peuuent estre en mesme subiect, d'ou s'ensuit que la matiere qui auoit son estre par sa forme, l'ayant perdue, ne sera plus matiere, ainsi les choses cõposees de la matiere n'aurõt poinct de matiere, qui est vne contradiction vraye, neautmoins incomprehensible à ces butors. Si quelqu'vn respond qu'ils entendent de la prochaine matiere des corps, & non pas de la matiere premiere,ils ne le peuuent sans cõtredire à leur nouueau Hippocrate (plus different d'Hippocrate en verité de doctrine,

qu'il

qu'il n'en eſt eslogné en eſpace de temps) qui eſcrit nomeement, la premiere matiere eſt composée de trois ſubſtances.

Mais ce n'eſt rien à telles gens, moins encore quand ils diſent que les elements ſont corps conſtituez de la matiere, & iceux ſont dicts elements, pource qu'ils produiſent la matiere de tout corps, ſur quoy nous argumentons. Les elements ſont composez de la matiere, les meſmes produiſent la matiere du corps: doncques les corps premierement sõt composez de la matiere, & en ſecond lieu des elements, & reuiendront à l'opinion vraye & ancienne, eſtans contraincts par la verité (cõme dict Ariſtote des anciens au premier de la Phyſique) de mettre meſmes principes ſans y penſer : ie laiſſe à part voſtre Theologie de la page 76. cenſurable comme le lieu d'ou vous la tirez.

La plus belle marque de leur groſſiere ignorance eſt de ſeparer realement la ſubſtãce, qui donne le nourriſſement, de celle qui donne l'accroiſſement, leſquelles ne ſont differentes que formellement. La nourriture eſt neceſſaire pour reparer la ſubſtance diſſipee ez corps des animaux, laquelle eſtãt vn corps

eſt

eſt conioincte auec la quantité: d'autre part en la perte & diſſipation du corps, il y a deux choſes, l'amoindriſſement de la ſubſtance, & de la quantité. Il faut doncques que ce qui repare la ſubſtance diſſipee ſoit tel, qu'il puiſſe ſupplir aux deux deffaux, aſçauoir de la ſubſtance, & de la quâtité. La nourriture eſt telle, vne meſme, ayant ſubſtance, & quantité: dôcques la ſubſtance qui donne nourriſſement, ne peut eſtre ſeparee, de celle qui faict l'accroiſſement. Dauantage à leur opinion l'humide nourrit, lequel eſt ſans quantité, ou auec quantité, il n'eſt pas ſans quantité, car autrement il ne ſeroit pas corps: il a donc quantité, quand il nourrit, ou il la perd, ou il la retient, elle ne ſe peut perdre, ſinon à la perte de ſon ſubiect, mais le ſubiect demeure en nourriſſant: il faut donc que la quantité demeure, laquelle augmentera d'autant le corps nourri, comme monte ſon exces par deſſus la partie diſſipee. Ce ſera donc vne meſme ſubſtance, vn meſme corps qui eſt cauſe du nourriſſement, & de l'accroiſſement differant ſeulemēt en raiſon, car en tant que ſubſtance il nourrit, en tant qu'il a quantité il augmente, l'accroiſmēt n'eſtant autre choſe ſinon le mouuemēt, en quantité,faict en vn terme plus grand.

La troisiesme partie de la matiere nommee par iceux sel, ou chaux congele & retient le tout ensemble : c'est mal parlé, car congeler est l'action du froid : c'est aussi mal parlé de dire qu'il retiét le tout ensemble,pource qu'il n'y a personne qui ne scache, que la cole retient les pieces de bois ensemble. L'humide est appellé le lien des parties, les boulengers pestrissent le pain auec vne liqueur pour assembler & retenir la farine toute en vn corps d'elle mesme dissipable. Ils taschent de confirmer leur opinion par l'authorité d'Hippocrate,au liure de la vieille Medecine,en quoy ils imitent les sectateurs d'vne fausse doctrine,qui se seruent de l'authorité de leurs aduersaires faussement citee en ce qu'ils peuuent estre fauorables à leur opinion. En la citation de ceste sentence ie treuue trois fautes,si vous ne l'auez citee, c'est vn de vos bons maistres Paracelsiste nommé Roch Baillif de la Riuiere. I'entens que cest escript serue pour rébarrer & vous & tous ceux de vostre secte.

Or la premiere faute est, que Hippocrate parle selon l'aduis des Medecins anciens. La seconde qu'ils ont coupé le texte, & n'ont récité

cité toutes les differences, qu'Hippocrate escrit de l'opinion des anciens. La troisiesme qu'ils n'ont voulu obseruer la sentence que le mesme escrit, vn peu dessus ce texte, que les contraires sont gueris, par leurs contraires, de laquelle nous parlerons cy apres.

Pour plus ample refutation de leur opiniõ, monstrons qu'ils n'ont rien dict de nouueau de chasque principe en particulier, mais biẽ dauantage qu'ils ont failly en ce qu'ils pensent auoir inuenté. Le sel à leur opinion se peut conuertir en cendre, les Medecins & Philosophes en disent autant de la partie terrestre des corps naturels, veu qu'elle se change en cendre, comme on voit quand le bois est bruslé: à ce conte la cendre sera premiere que le sel, qui toutesfois se change en terre, pource qu'il est encor composé, le sel donc ne sera qu'en troisiesme degré de composition, comme sont les humeurs ez corps des animaux, s'ils disent qu'ils entendent les principes prochains & elements des corps, cela a esté debattu, que si ie leur accorde, pource ils n'en gaigneront poinct leur cause, estant plus conuenable de nommer terrestre ce qui prouient de la terre, comme celeste, ce qui

vient

vient du ciel,que ſel ou autrement. Ie demã-de ſi quelque autre Alchimiſte l'euſt nommé Plaſtre, faudroit-il pour vn mot nouueau, faire vne nouuelle diſcipline. Par aduenture ils repliqueront que les Medecins ont appellé ceſte partie humeur melancholique,en la cõ-poſition des animaux,les humeurs ſont compoſees des quatre elemẽts,biẽ eſt vray qu'elles peuuent prendre nom de celuy qui domine en leur compoſition & meſlange, meſme que pour ce reſpect les Medecins l'appellent quelque fois humeur terreſtre, & de faict elle eſt plus froide & ſeche en comparaiſon, que les autres humeurs tenant plus de la terre,que des autres elements.

Le ſoulphre eſt la partie enflemmable, ce mot *enflemmable* eſt equiuoqué, les Medecins appellent enflemmé, & enflemmable quand la chaleur d'vne partie du corps eſt exceſſiuement grande, les Philoſophes bien autrement, ce qui ſe peut conuertir en fumee enflemmable. la flemme n'eſtant autre choſe (à l'adueu d'Ariſtote, au neufuieſme chapitre du quatrieſme des meteores) que la fumee ardente (& de Galien au quatrieſme des medicaments ſimples) qu'vn air bruslé, ce que

nous

nous voyons en vne chandelle, en laquelle la flamme eſt nourrie par la fumee,& plus aiſément en la deſcente du feu d'vne chandelle en l'autre,par le chemin de la fumee. La premiere ſignification ne luy eſt propre, à raiſō que toutes les parties du corps peuuent eſtre eſchauffees exceſſiuement, & par ainſi toutes ſeront ſoulphre. Quant à la ſeconde, toute choſe enflemmable ſe peut tourner en fumee (comme il a eſté dict,) car la flamme à la fumee pour nourriſſe,mais toute fumee ne peut pas nourrir la flamme, doncques de nourrir la flamme,ne prouient pas de la fumee,comme telle, mais de la fumee prouenante d'vne matiere laquelle aye puiſſance de nourrir la flamme, l'eſpreuue & la raiſon ioincte auec l'authorité des excellēts Philoſophes aſſeure, que la matiere produiſant la fumee capable d'inflammation, eſt graiſſeuſe & huileuſe qui eſt aëriene, s'il nie cela il nous faudra faire comme deſſus, des corps les vns ſont enflāmables,les autres ne le ſont pas.Quelque choſe doncques cauſe l'inflammation en aucuns, & aux autres empeſche qu'ils ne ſoyent enflammez,le feu n'en eſt pas cauſe; car il agit neceſſairement en la matiere prochaine, &

prepa-

preparee. La puiſſance donc ou impuiſſance d'enflammaiſon vient de l'obiect,ou matiere qui eſt preſentee au feu. Nous auons preuué que les corps naturels eſtoyent compoſez des elements ; il faut voir, lequel d'iceux peut empeſcher l'inflammation , & par ainſi nous treuuerons qui en ſera la cauſe ; l'eau ne peut entretenir la flamme ; la partie terreſtre ſe tourne en cendre , & n'entretient la flamme; le feu n entretient le feu,car le ſemblable n'agit à ſon ſemblable ; reſte donc que la partie aëriene nourriſſe la flamme. On m'oppoſera Ariſtote au chapitre neufuieſme du quatrieſme liure des Meteores,qui dict que les choſes enflammables ſont celles qui n'ont aucune humeur , & ſe peuuent tourner en exhalaiſō, l'air eſt humide,il entend de l'humeur aqueuſe.Car au chapitre 11.du meſme liure il eſcrit, le bois eſt cōpoſé de terre, & de l'air, le meſme bois eſt enflammable au neufuieſme chapitre,doncques il n'a pas voulu entendre que les choſes enflammables ſoyent ſans humeur aëriene , puis qu'il compoſe le bois ſelon nature de la terre,& de l'air; entendant par predomination. Ce qui eſt encor plus euident, quand il dict au meſme endroit,que le bois eſt enflammable, à cauſe qu'il a l'humeur eſparſe par tout le corps. On me preſſera encor par Ariſtote au meſme chapitre, où il dit, des choſes exhalables, celles là ſont propres pour engendrer la flamme, qui ne ſe peuuent fondre, à raiſon qu'elles approchent plus de la nature de la terre, car elles ont la ſechereſſe commune, &c.

Dauantage l'huile entretient la flamme, qui n'eſt rien moins que terreſtre. Et pour reſpõdre par la meſme raiſon, nous dirons qu'il s'enſuit encor' mieux que ce qui eſt enflammé ſoit aërien, car l'air ayant commancé auec le feu en chaleur ſera plus facilement enflãmable. Dauantage Ariſtote parle en ce lieu par comparaiſon, à cauſe que la ſechereſſe de la terre n'empeſche l'enflammaiſon. Noſtre opinion eſt confirmee encor' par Ariſtote en la troiſieſme ſection des Problemes 25. où il dict nommément l'humeur eſt la nourriture de la chaleur: ce n'eſt poinct l'aqueuſe, comme nous auons deſia dict, doncques c'eſt l'aëriene. Sainct Thomas leçon 13. ſur le liure 4. des meteores, expliquant le dire d'Ariſtote, dict, Ces choſes là ſont propres à eſtre bruſlées, qui ont les pores capables de receuoir le

feu

feu,estant l'humeur domptable par iceluy. Il dict, tels corps sont ceux qui ont les pores pleins d'humeur aëriene. Ie dis aërienes à cause que l'air est la nourriture du feu, doncques la partie enflammable dans le corps naturel est aëriene, laquelle domine dans les parties faictes du sang, voila vostre soulphre.

Le Mercure est la partie qui se change en fumee; le soulphre se conuertit en fumee pareillement : mais le Mercure rend fumée non enflammable, semblable à celle de l'eau. Telle partie est appellee des Medecins, & Philosophes aqueuse. La pituite ou phlegme n'est pas eau, mais humeur tenante plus de l'eau que des autres elements, ayant quasi mesme couleur; au reste froide & humide comme l'eau. Concluons donc que leur sel a esté nommé des anciens & sera à l'aduenir, & n'est autre chose que la partie terrestre des corps naturels; le mercure, l'aqueuse, & le soulphre, l'aëriene, sans remplir le papier de paroles inutiles. Vne partie de leur faute est venue de n'auoir sceu imaginer en quelle façõ les parties ez corps des animaux sont faictes des humeurs. La restauration des parties dissipees ez corps des animaux se faict par la nourriture, laquelle est humide (à l'adueu d'Hippocrate au 4. liure des maladies) & l'on le peut voir dans le ventricule, foye, & veines, dans lesquelles on ne sçauroit rien treuuer qui ne soit liquide, estant necessaires qu'elles soyent telles pour le respect de la conformation & changement (comme escrit Hippocrate au liure des nourrissements :) si on demande la cause de ces changements de liquide en parties solides & dures, Galien respond au 14. liure de l'vsage des parties, & au commencement du 3. des puissances naturelles, que c'est la nature de la partie, ayant puissance de châger la nourriture en sa substance, ce que les parties font actuellement. Il ne se faut esmerueiller si les parties dures, & solides sont faictes des humeurs. Car nous voyõs que le laict liquide se tourne en fourmage dur, l'eau se change en glace; la semence de laquelle l'animal est faict est liquide. On me demandera, puis que les parties sont composees des humeurs, pourquoy ne sont elles dissoutes en icelles? Nous auons desia dit que la regle de la resoulte est fautiere en plusieurs choses: car tout ce qui est composé de quelque chose en tout degré n'est pas tousiours resoult en icel-

le,

le, mais aux elements & en fin en la matiere premiere, cõme le corps, qui eſt cõpoſé des quatre humeurs ne ſe reſoult pas en icelles,& au cõtraire tout ce qui eſt reſoult en quelque choſe n'eſt pas touſiours compoſé de la meſme, comme le corps ſe reſoult en boüe, donc il n'eſt compoſé. Quand Philopone dict au premier des meteores, que l'animal premierement ſe reſoult en parties diſſimilaires, & icelles en ſimilaires, & les ſimilaires en ces quatre humeurs, & les humeurs en elements, & iceux en matiere & forme. Ils entendent de la reſoulte faicte par l'eſprit, & s'appelle pluſtoſt diuiſion faicte par l'entendement, que reſoulte faicte actuellement, & d'effect. Car les humeurs apres qu'elles ſont changées en la nature des parties, elles ſont dans icelle ſeulement par puiſſance, à raiſon que perdant leur forme propre au changement faict en la nourriture, elles ne ſont plus actuellement ce qu'elles eſtoyent, ains ſont faictes parties du tout, qu'elles nourriſſent, receuantes la forme d'iceluy à la perte de la leur. Doncques pour les ſeparer il ſeroit beſoin d'vn changement pour les oſter de la ſubiection de la forme qu'elles ont, & par iceluy recouurer la forme qu'elles auoyent, auant qu'estre changees : à raison que nulle chose est tiree de puissance passiue en acte parfaict, sans quelque changement ; tel changement ne peut estre faict par la puissance, qui les a faictes parties du corps qui est nourry, ou autrement d'vne mesme cause sortiront contraires effects, ce qui est absurde. Doncques par vne contraire, qui dissemblable à celle qui pour la nourriture du corps a faict les humeurs, produira vn effect dissemblable, comme l'entretien & la ruine sont dissemblables. La matiere n'estant forcée par aucun inconuenient n'est disposée de receuoir semblables affections, en contraire ordre, prouenant de la diuersité des fins des diuerses causes efficiẽtes. Le chaud dissipe l'eau en vapeur: le froid espaissit la vapeur en eau: & de contraires causes, contraires sont les effects. Ils opposeront encore que la dissoulte se faict iusques aux elemẽts par la corruptiõ. A l'adueu des Philosophes & selon la regle de la resoulte cela est vray : mais il y a contraincte d'inconueniẽt, car ce qui est dissoult, est dissoult en quelque chose, à raison que ce qui a estre ne se peut tourner en ce qui n'est pas. Continuant la dissoulte les corps seroyẽt resolus en quelque chose qui d'effect, & actuellement demeureroit indissoluble en autre corps, pour euiter l'inconueniēt de l'infinité. Tels sont les elements comme il a esté preué. Il ne faut donc que la dissoulte s'arreste en iceux, comme aux plus simples corps naturels. Concluons doncques auec les anciens, que les corps des animaux sont composez des humeurs, & icelles des elements faicts de matiere & de forme principes premiers. Les especes des maladies, à leur opinion prennēt naissance de la deprauation de trois substances, sel, soulphre, & mercure. Si les principes sont faux, ce qui est fondé sur iceux ne peut estre vray. Pour ce respect il faut regarder de pres en l'establissement des sciences, desquels principes nous vserōs, veu que, comme escrit Aristote au troisiesme liure du Ciel chapitre cinquiesme, vne petite faute en ceux qui sont esgarez du chemin de la verité, auec le temps se faict infiniment grande: & de là (dit-il) que le principe a plus de force que de montance.

Ie suis asseuré que vous dirés que tous ces arguments sont sophistiques, & quand ils seroyent vrais, que vous nous attādés à la practique. Escriuez hardiment, car ie pense que vous y entendez aussi peu qu'en la Theorie. Ne dictes plus que s'il estoit questiõ de vous examiner, qui seroit celuy qui presideroit, puis que (dictes vous) entendant d'vn docte, & honorable Docteur de nostre compagnie, & tous ceux de son art, ignorent les termes, & les principes de vostre science, comme ont aduoüé plusieurs fois. Ceux qui l'ont aduoüé se mocquoyent de vous. Et de faict, apres vous auoir frequenté, & qu'ils ont recogneu que vous estiez vne buse, ils vous ont delaissé; ormis le feu M. Ranguisy, auquel vous auiez promis la guerison de l'vlcere de sa vessie, mais il n'y a eu poinct de remede. Souuenez vous du Chirurgien qui vous pensa d'vne esquinancie à vostre retour d'Espagne, pour la curation de laquelle il vous saigna, & du bras, & de la langue: & neautmoins vous dictes en public qu'il ne faut poinct vser de saignee. Il employa pour vostre guerison les medicaments ordinaires de nostre Medecine, & ne voulustes vous seruir d'aucun remede Spagyrique. La scãmoneé, auec le sel du tartre est le plus grand secret que vous ayés pour la purge, lequel n'est pas Spagyrique

que. Vous cherchez le grand œuure soubs le voile de vostre Medecine. Si vous calculez bien vous treuuerez qu'aussi tost que la Magie fust en regne, les Magiciens inuenterent l'Astrologie, pour s'en seruir de couuerte en leurs operations diaboliques. Allez vous cacher & ferez mieux : Il n'y a piece de ceux de nostre profession qui ne sçache mieux les termes, & faux principes de vostre art, que vous mesmes. Les doctes Theologiens Catholiques sçauent tout ce que Caluin a escrit, pour le refuter, la lecture suiuante sera plus courte, quoy que les cieux soyent plus grãds que la masse des elements.

LECTVRE QVATRIESME.

EN la page soixante quatriesme de vostre liure vous faictes quatre estançons de la Medecine, à sçauoir la Philosophie, l'Astronomie, l'Alchimie, & la vertu. C'est vne belle diuision digne d'vne belle fin, c'est à dire d'estre rayee & biffée comme de faux. Mais il ne seroit iamais faict que de s'amuser à vous reprendre. Si la Philosophie est l'amour de la sagesse, ou de cognoistre la verité, si en l'Astronomie, en l'Alchimie, & en la vertu il y a de la verité, elles seront necessairement des pieces de la Philosophie. Voudriez vous de tant vilipender l'art de l'Alchimie, que de la priuer de la cognoissãce de la verité, d'ou s'é suiuroit qu'elle seroit fausse. A Dieu ne plaise, c'est asses que vous soyez faux en vostre mine, & non en vostre art. Mais parce que nous sommes des nourriçons des Vniuersitez babillardes, nous serons des babillards, comme vous dictes en la page vingtiesme. Voyés l'impudence: venés y pour vous deffendre, puis qu'on vous y estrille. Les marmitons qui seruent aux eschol̃liers des Vniuersitez de la Medecine ont de quoy vous enseigner dix ans, Asnes d'Arcadie. Venons doncques à vostre Astrologie, de laquelle vous dites quelque chose en passant comme chats sur braise, vous remettant à ce qu'en dict le bon Pere Paracelse auec l'espadon entre ses mains, au commencemẽt du dixiesme tome de la Philosophie secrette: auquel lieu il promet d'enseigner l'Art Magique, la Nigromantie, & la Necromantie, la Pyromantie, l'Hydromãtie, & Geomantie, & encores, &c. Mais pource

que

que tout cela ressent plus de l'alumette & du soulphre, que du mercure, vous passez ceste partie gentiment, sans faire grand bruit. Ie pense que vous y entendez. Car autrement vous n'eussiez peu faire ce beau prognostique escrit en la page 58. quand vous dites, & à la parfin ie croy, ou que le monde ne durera, ou que ce vieil rabillage de Medecine perira, quoy que tous ces morgants facent. Ne faictes pas le Roy Herodes : il vous en viendra comme à ceux, qui pour vne Croix abbatue, en rencontrẽt trois dressées de nouueau. Vous estes des miserables: nous sommes de la profession de la Medecine plus vieille sans doute. Il y a eu plus de douze Medecins de nostre profession canonizés, cõme nous ferons voir dedans les œuures de feu Illustrissime & Reuerẽdissime Cardinal Baronius, entre lesquels il y a vn Apostre, & entre ceux de vostre profession qui practiquent en ceste ville il y a vn Apostat. Noz Docteurs Payens estoyẽt gens de bien moralement, comme on peut voir par leurs vies escrites. Il y a vn grand nombre de bonnes, & belles Vniuersités en l'Europe de nostre professiõ. Les Indes Oriẽtales & Occidentales sont desia pleines de

Medecins

Medecins de mesme estat, & qualité. Vous ne vous deuiés pas mettre en colere. ez iours Caniculiers, pour ne prendre quelque mal. Mais ie vous iure qu'il ne sera du tout rien de ce que vous dites, neautmoins vous estes plus qu'a demy excusable. Car outre que vous auez le franc arbitre fort interessé, vous estes de complexion chaude bilieuse, de poil rouge, tousiours au pres du feu, & des fourneaux: la practique ne vous laisse en repos, comme vous dictes en vostre Epistre, l'Esté a esté extremement chaud, & sec: la canicule regnoit durant l'elaboration de vostre liure: tout cela ioinct auec les iniures atroces de vos abayeurs ont esté plus que legitimes occasions de l'esmotion rigoureuse de vostre faculté irascible. Laquelle ioincte auec vostre Astronomie vous a faict iustement boutter hors ce beau prognosticque, comme vn noyau frais de cerise pressee violentement entre deux doigts.

Reuenons à noz brebis. Vous dictes au lieu cité que nous mesprisons l'Astronomie contre la volonté d'Hippocrate, & cités vne sentence cottée au marge de la page 31. liure 1. pronost. Si l'erreur de l'Imprimeur ne vous

escuse,

excuſe, vous auez cité & cotté faux. Ceux qui ont le liure, qu'ils voyent le lieu en Hippocrate. Ils n'y treuueront pas la ſentence citée. La raiſon de voſtre dire eſt, c'eſt à dire de Paracelſe (duquel vous tenez tout ce que vous eſcriuez) d'autant qu'elle contiét la cognoiſſance de l'air & du Ciel. Puis que vous auez mis en auant Hippocrate, que ne citiez vous toute ſon authorité? Vous auez iuré *in verba Magiſtri*: ce que neautmoins vous deffendez. La ſentence d Hippocrate eſt au commencement du liure de l'air, des eaux, & des lieux: il faut que le Medecin remarque le leuer, & coucher des Aſtres, afin qu'il puiſſe cognoiſtre les changements des aliments, des vēts, & de tout le monde, par le moyen deſquels les maladies s'engendrent en l'homme: donc s'enſuit que la cognoiſſance de l'Aſtronomie eſt du tout neceſſaire au Medecin. La cognoiſſance de l'Aſtronomie conſiſte à cognoiſtre le Ciel, & les Aſtres, puis que vous citez les Autheurs en ceſte partie il me ſera permis de les citer auſſi. Ariſtote au commencement du premier liure des Meteores dict, que ce monde bas eſt gouuerné par le ſuperieur & celeſte, & à iuſte raiſon. Car ce qui eſt corruptible

ptible ne peut continuer ſon eſtre ſans vn incorruptible qui le ſouſtienne. Car ce qui eſt corruptible quelquefois ſeroit corrompu, & ne pourroit renaiſtre ſans l'aide de l'incorruptible. Il faut donc voir par quelle choſe, & comment le monde ſuperieur gouuerne ceſt inferieur. On dict communement qu'vn hõme gouuerne vn autre, quand la volonté de celuy qui eſt gouuerné plie ſoubs la volonté de celuy qui le gouuerne. Il faut donc voir en quoy ce monde bas obeït (par façon de dire) au ſuperieur. Pour le monde il ſemble que vous ne vouliez entendre que l'homme, quand vous dictes en la page 32. que par ces parolles d'Hippocrate, il s'entend que le Medecin doit cognoiſtre le Ciel, & la Terre, qui n'eſt autre qu'auoir pleine ſcience de la nature humaine. Vous faictes grand tort à vos ſẽblables. Car Hippocrate, (l'authorité duquel vous n'oſés refuſer) entend des plantes, & des beſtes, & de tous les autres corps, comme on peut voir és Commantaires ſur ce paſſage. Mais qu'eſt-ce que le monde ſuperieur enuoye en ce monde bas pour le gouuerner & regir? Tous les Autheurs ſont d'vn accord que c'eſt l'influence, & meſmes voſtre Paracelſe

celſe au neufuieſme liure page 229. des œuures, que ie tiens auec licence, eſcrit que l'influence, & la ſemence engendre toute choſe. Ce qu'Ariſtote a dit en autres termes, le Soleil qui donne ſon influence, & l'homme qui fornit la ſemence produiſent l'homme, d'ou s'enſuit qu'il faut ſçauoir cognoiſtre la nature de l'influence. Mais allez y tout bellement, Meſſer protomedico, car le chemin eſt raboteux. I'ay mon nom propre, & mon ſurnō qu'on cognoiſt bien. Voſtre titre ſans nom propre eſt malicieuſement vſurpé. Mais nous ſçauōs que voſtre nom eſt Nicolas Conengo. N'auez vous pas honte de prendre pour vos armoiries trois Montagnes & vne Couronne de Comte? Ie penſe que vous preuoyez par la ſuffiſance que vous auez en l'Aſtrologie que voſtre loyer ſera de finir voz iours ſur le copeau d'vne Montagne en gardant des brebis.

Parlons du faict propoſé. Le Soleil eſchauffe les corps inferieurs : le meſme a la vertu d'aider les engendrements, comme on voit par experience au ſecond liure de l'engendrement des Animaux chapitre premier. Ariſtote eſcrit des choſes les vnes ſont eternel-

lés,

les, & diuines; les autres peuuent estre, & n'estre pas. Ces diuines & excellentes sont tousiours cause d'vn meilleur estat, & condition naturellement ez choses basses & variables: de là s'ensuit que les corps inferieurs corruptibles en comparaison des celestes sont imparfaicts: & qu'iceux peuuent receuoir perfection des celestes, comme le mesme Aristote declare en la poursuite de son discours. Telle perfection ne peut estre sinon, ou pour le regard de leur essence, ou des qualitez qui leur seruent d'instrument aux operations naturelles. Le Ciel ne peut contribuer aucune perfection à l'essence des choses. Car elle est indiuisible & ne reçoit ne plus, ne moins, comme sçauent les Philosophes. Il faut donc que ce soit pour le respect des qualitez, & actions naturelles, ausquelles consiste la perfection, ou l'imperfection des agissans naturels, non qu'ils ne puissent agir sans le Ciel: mais que le Ciel en moderant les qualitez des elemẽts, garde qu'elles ne perissent, & soyent totalement ruinées: & pourtant dict le subtil Scot sur le quatriesme des sentences, l'harmonie en tous les corps celestes est tellement disposee à l'endroit des choses agissantes, & pa-

tissantes

tiſſantes, qu'elle ne permet aucune immoderee conſomption,& degaſt contraire à la perfection des elements en leurs Spheres : n'entēdant par ce mot de moderation,tel accord des qualités, qu'on treuue en la compoſition des choſes naturelles, mais vn rabaiſſement de l'action des qualités cōtraires des elemēts, qui empeſche leur totale ruine. Car ſans la moderation & ſecours que le Ciel donne aux qualités les plus foibles des elements, elles periroyent tout à faict. Et ne faut reſpondre ce qu'on dict communement,que les elemēts periſſent ſelon leurs parties, & ſont eternels ſelon leur tout:car on void à l'œil que ſans le retour du Soleil à nous,tout y periroit par là violence du froid. Aduiſez,s'il n'eſtoit point du tout au monde,les elements ſeroyent tous corrompus.Car la froideur dominant ſur les autres qualitez,les feroit perir ; dont la generation des corps naturels periroit, & par cōſequent tout ce monde ſeroit inutile. Or cōme Dieu & nature ne font rien en vain, auſſi ne permettent que rien ſoit en vain.Et certes à bon droict le Ciel a ceſte puiſsāce de cōſeruatiō.Car cōme le Ciel eſt le premier inſtrumēt viſible de la toute puiſsāce de Dieu:ainſi il se monstre la premiere marque sensible de sa diuinité, en quelque chose sẽblable à icelle, en ce que le finy creé se peut comparer à l'infiny Createur, que cõme Dieu a creé tout de rien, ainsi le Ciel sans auoir en luy actuellement aucune de ses qualitez contraires, qu'on void aux autres corps, a puissance cõmuniquée de son createur, de les produire, quasi non estantes, en comparaison de la substance, comme toutes les substances ne sont rien en comparaison de Dieu incomprehensible. Doncques la moderation des actions naturelles, & principalement des elements est necessaire à cause qu'ils s'entreruineroyent, comme nous auons demonstré, s'il n'y auoit quelque corps superieur, qui vuidat leur querelle, en moderãt leurs actiõs. La conseruation des elements est necessaire pour l'ordre de la nature: mais on m'obiectera, puis que l'ordre de tout le monde bas depend du Ciel, pourquoy en iceluy arriuent des accidents contraires à l'ordre de nature, veu que le Ciel ne change iamais de cadance? Aristote respond au quatriesme de l'engendrement des animaux chapitre dernier. Nature veut que les engendrements, & corruptions

ruptions soyent faictes à sa mesure : mais elle ne le peut effectuer parfaictement, à cause de la confusion de la matiere, & de quelques autres choses, qui empeschent son dessein. La moderation des qualités des elements, qui empesche leur totale ruine, ne peut proceder que de l'action des qualités contraires. Pourtant si le ciel a puissance de moderer les cõtraires qualitez des elements, pour les retenir en leur estre, il aura aussi pouuoir de produire des qualités semblables à celles des elemẽts. L'influence donc est vne puissance naturelle du Ciel & des Astres, de produire des qualitez semblables à celles des elements pour l'ẽtretien & conseruation d'iceux.

I'ay faict vne plus ample recherche touchant la dispute de l'influence en vn liure que ie mis en lumiere à Paris en l'annee mil cinq cens huictante vn, contre vn Paracelsiste nommé Roch Baillif de la Riuiere, auquel ie renuoye ceux qui auront desir d'esplucher plus amplement ceste matiere. Il y en aura en ceste lecture assés pour Messer Nicolas Coningo. A petit mercier, petit panier. C'est vn plaisir de lire la suitte de vostre discours Paracelsique touchant l'Astronomie. Vous parlez iustement comme vn Parroquet, & dites qu'apres auoir cogneu le Ciel & ses parties, il faut aussi cognoistre le mouuement du Ciel, & de l'air en l'homme, & le siege des Spheres des corps superieurs. De façon que l'air a vn mouuement different du Ciel, considerable pour le respect de la disposition du corps. Les Physiciens & les Astrologues confessent, que l'air a puissance d'humecter, & d'eschauffer, & que les autres elements ont aussi la puissance de cõmuniquer leurs qualitez aux corps naturels, aussi bien que l'air. Il falloit doncques dire que le mouuement de tous les elements deuoit estre obserué par les Medecins. Ie ne sçay ce que vous voulez dire, pour considerer le siege des spheres des corps superieurs en l'homme. Les Astronomes appellent vn Ciel, vne Sphere. Comme la huictiesme Sphere c'est le huictiesme Ciel. Voulez vous que le Medecin remarque au corps de l'homme dix, ou onze, ou plusieurs cieux? Ie ne le pense pas. Car peu apres, vous remarquez l'eclypticque, qui est vne ligne au milieu du Zodiaque, au mouuement de l'artere. Vne ligne, si vous entendez l'Euclide (que Dieu vous en garde) ne peut estre vne

surface

ſurface,ou vn corps, puis qu'elle eſt vn Ciel; C'eſt doncques mal remarquer la premiere Sphere au corps de l'homme. Ie penſe que vous auez volōté de dire que les Spheres des Cieux ont de la domination deſſus les parties du corps humain ſelon l'opinion des Aſtrologues : ie m'en doute,& principalemēt pour l'exemple que vous donnez de l'eclypticque deſſus le mouuement de l'artere. Voyons premierement en quoy conſiſte ceſte domination. Nous auons deſia dit que le Ciel n'auoit autre vertu deſſus les corps inferieurs que de temperer les qualités des quatre elements, pour empeſcher leur totale ruine. Et de faict Auguſtin Nimphe grand Aſtrologue au liure des cauſes de nos calamités dedié à l'Illuſtriſſime & Reuerendiſſime Cardinal Oliuier Caraffe,attribue la cauſe d'icelles aux Aſtres,leſquels ont la puiſsāce de reffroidir & eſchauffer,d'humecter & deſſeicher. Ptolomée n'a pas autre opinion au liure premier des iugemēs. Pourtant ie croy que rechercher les ſpheres des corps ſuperieurs en l'hōme , eſt chercher les qualités que les Aſtres peuuent produire ez parties des corps humain. Suiuant cela les Aſtrologues diſent que les Planettes regardent diuerſes parties du corps en diuers ſignes, c'eſt à dire communiquent leur vertu à diuerſes parties, ſelon la diuerſité des ſignes auſquels elles ſe treuuent. Car ayant meslé leur puiſſance naturelle auec celle des ſignes ils produiſent diuers degrés de qualité, & pourtant ſont fauorables ou nuiſibles a diuerſes parties du corps. Comme Saturne eſtant au ſigne du Belier regarde la poictrine, au Toreau le ventre, & ainſi des autres. Cela a quelque apparence de verité: mais ie voy que noſtre nouueau Aſtrologue ne veut pas dire cela. I'ay plus de peine d'entendre ce qu'il veut dire qu'a le reprēdre. Auſſi dit-on qu'vn fou en peu de temps iettera plus de pierre dans vn puits, que pluſieurs ſages en long eſpace de temps n'en ſçauroyent tirer. Si mon naturel n'eſtoit moderé, & accouſtumé à reſpondre à des gens de meſme eſtoffe, ie quitterois l'eſtrille. Sa parolle eſt, que par le mouuement de l'artere, qui eſt la vraye eclyptique du Zodiacque en l'homme, il faut remarquer le corps vicié en luy, & ſa cheute, ou releuement. Ie collige (combiē qu'il s'explique tres mal) que l'eclyptique du Zodiacque correſpond à l'artere & au mouuement d'icelle.

Les

Les Aſtrologues diſent que Mars,quand il eſt au ſigne du Vers'eau, regarde le cœur, & en toute la table des planettes, & des ſignes, ils ne font aucune mention des arteres. Par aduenture il a voulu dire que comme l'Eclypticque eſt au milieu du Zodiacque, qui eſt vn cercle, où ſont les ſignes portants les figures des animaux viuants; ainſi le mouuement de l'artere eſt le milieu du corps,lequel donne la vie aux animaux. S'il eſtoit des arquebuſiers de Papegay, il ne gaigneroit iamais le pris, car il manqueroit touſiours le blanc. Hé piedplat du Piedmont. Les arteres tiennent & reçoiuent le mouuemẽt du cœur, lequel eſt premier ſelon la nature, & non ſelon le temps. Mais il parle demonſtratiuemẽt à ſa façon accouſtumee,pource qu'il a le ſentiment aſſes groſſier, pour ſentir le mouuement de l'artere;& encores en vn corps maigre,& qu'il ne ſoit pas trop debile,& non pas celuy du cœur. Ie gage la moitie de ce que luy rend la Comté de Caſtelmont qu'il ne ſçache que c'eſt que le poux, & qu'il ne cognoiſſe pas vne difference d'iceluy,entre vne milliace que les Medecins en deſcriuẽt. Pourſuiuant il dit, grande partie duquel ſe represente en ce que nous appellons Crise. Ceste phrase est viciée pour parler à vostre mode; voila bien reparty, que la grande partie du poux se represente en la Crise. Certes il se represente durant toute la vie, hormis aux lippotomies, & extremes debilitez, comme on lict en Ioseph. Strutius, lequel escrit, que la femme d'vn George de Gorca Polonnois, demeura quatorze iours sans poux. O le braue Medecin d'eau douce! quelquefois aux Crises les malades demeurent long temps sans poux, pour la violente bataille que la nature donne auec la maladie, comme escrit Auicenna au liure des crises. Et neautmoins les malades ne meurent pas : c'est en la santé que le poux paroist dauantage, & aux grãdes fieures quand les malades ont beaucoup de force. Mais on ne sçauroit faire parler droict celuy qui tousiours begaye : pour auoir la reputation de sçauoir en la Medecine, il a voulu parler des Crises, qui est la matiere la plus difficile de toute la contemplation d'icelle. Et premierement voyez comme il l'a deschire, disant qu'elle est ceste mutation qu'on s'attend voir au quatriesme iour de la maladie. Si tost que le lordaut sort tant soit-il

peu

peu hors des gons du ſentiment, il pert la tremontane. Voila bien chauſſé vne deſcription. Apprenés Robin. La Criſe eſt le combat que nature & la maladie font, ez corps malades, auquel ou nature demeure victorieuſe, & la Criſe eſt ſalutaire : ou elle eſt vaincuë, par la violence du mal, dont la Criſe eſt mortelle. Et pource que lors on attend l'iſſuë du cõbat, ny plus ny moins que quand deux Aduocats plaident vne matiere deuant le Iuge, on attend le iugement (qui ſe nomme en Grec χρίσιο.) les Medecins à l'imitation de la Iuſtice ont appellé ce tẽps du cõbat, Criſe. I'ay tort de luy en tant apprendre, car il en ſçait bien abuſer. Il s'eſt accoſté des Medecins, & des Chirurgiens, deſquels auec la longueur il a appris quelque choſe, & deſpuis s'eſtre mis en vogue ſoubs leur faueur il les a chaſſez malicieuſement des practiques. Et maintenãt en la page neufuieſme il leur reproche qu'ils ont faict vn faux rapport touchant la cauſe de la mort du feu Hoſte de la Maſſe. Parlez à d'autres (galãd) la fauſſeté des rapports, quand à la Medecine, ne ſe preuue que par vn contraire rapport, faict par des gens de meſme Art, non ſuſpects. Et vous cauteleuſement opposez vne information au rapport. Vos finesses sont cousues de fil de laine. Messieurs de la Iustice le remarqueront bien s'il leur plait. Mais pire encores quand il dit qu'on s'attend voir le quatriesme iour d'vne maladie pour estre indicatif du septiesme. Voila, vn (pour) bien logé. Ie pense que cest homme a tousiours gardé des vaches au Piedmōt, hors du temps qu'il a demeuré en ceste ville. Si le quatriesme pour estre indicatif du septiesme est Criticque, tout indicatif (entant que tel) seroit Criticque. Or est-il que le iour indicatif s'appelle ainsi, pource qu'il indique, & donne quelque indication du iour Criticque, duquel il est indicatif: dōcques nul iour indicatif (entant que tel) peut estre critic. Si du temps que vous gardiez les vaches en la Comté de Castelmont, vous eussiez appris la Dialecticque, vous sçauriez que c'est vn sens & vne intelligence conioincte; & vne separée, Mais ce n'est pas pour vous que le four chauffe. I'admire la corruption de vostre entendement, qui ne peut mettre hors vne proposition vraye. Or oyons l'oracle Aenigmaticque suiuant. Il s'en volle vers le Ciel, & s'il plait à Dieu il demeurera tant par chemin, qu'il ne

retour-

retournera de long temps. Il dit: Et ceste mutation faicte par le Ciel, en la terre, exactemẽt cogneuë, le Medecin s'y oppose, non autrement que obstant (bien parlé) ou reparant la matiere de la terre, en laquelle le Ciel agit, ou lors ne se treuuant subiect, son action se tourne en eclypse. C'est vn Aenigme Paracelsique. Ie ne suis pas œdipe, mais elle est aussi aisée de decoudre, & de censurer comme le reste de tout le liure. Paracelse veut dire que le Medecin doit guerir par les choses sẽblables à la nature de l'homme, & s'il ne peut reparer par ce moyen ce que le Ciel a gasté en la terre, ou en l'homme, l'action du Medecin tourne en eclypse, & ne sert de rien. Cela me faict souuenir d'vn bon homme de Chirurgien, qui n'entẽdoit pas beaucoup en son art, estant appellé pour la cure de quelque maladie, auec vn autre Chirurgien docte & habile, le bon homme disoit, que quand il penseroit des malades auec ce docte Chirurgien, il feroit des miracles. Ainsi Nicolas Coningo quand il parle par la bouche de Paracelse, il est vn grand Aenigmaticque, au reste aussi grossier que son maistre. Et pource que la proposition mise en auant est de grande conſequence en la Medecine, & comme il dict en la page 33. elle meritoit vn liure, quand i'auray acheué ceſte lecture ie dreſſeray vne diſpute contre icelle, non pource qu'il l'a dict, (car il ſçait autãt que c'eſt que ſemblable ou contraire cõme Silibot) mais pource qu'elle merite d'eſtre eſpluchee par le menu. Vn peu apres il accuſe les Medecins d'ignorer la cauſe, & l'effect des Criſes. Mõſeigneur ce faict merite que vous cõmãdiez pour l'vtilité publicque, qu'il ſoit examiné deſſus ces belles & difficiles matieres. Ie vous promets qu'il luy en aduiendra comme à Roch le Baillif de la Riuiere, Paracelſiſte: lequel eſtant interrogé deuant Meſſieurs du Parlement de Paris, par vn Docteur de la Medecine nommé M. Mareſcot, il ne ſçeut recognoiſtre le pourpier, ny la porée. Au partir de là il cõmence vn beau diſcours. On ſçait aſſeurément que nos corps ſont meus & enflammez par les ſuperieurs, ou autremẽt ſeroyent hors de paſſion. On n'a ouy iamais cõſequẽce plus inepte, & vne propoſition plus mal fagottée? Ie deſirerois que celuy duquel vous l'auez tiree (qui eſt Paracelſe) fuſt eſté enflammé par le Ciel, qui l'euſt inſpiré de bien eſcrire, & de bien practiquer la Medecine ; ou que la flamme du Ciel l'euſt reduict en ſel, ſoulphre & mercure, deſquels il eſtoit composé. Allons à l'eſcholle, & apprenons y la verité de la doctrine. Ce mot de paſſion en la Phyſicque ſe prend pour la reception d'vne qualité en quelque corps, comme quand le bois reçoit la chaleur du feu il patit. Ceſte paſſion eſt de deux façons, aſçauoir, ou de perfection, quand la qualité receuë apporte quelque perfection au ſubiect, cõme quand nous auons froid, la chaleur moderee qui chaſſe le froid, apporte de la commodité, & perfection à noſtre corps. Il y a vne autre paſſion d'imperfection dommageable au ſubiect qui le reçoit; comme la froideur qui faict mourir les animaux. En la morale la paſſion ſignifie vne puiſſance de l'ame iraſcible, ou concupiſcible, par laquelle l'homme pourſuit le bien, fuit le mal. S'il entend de la paſſion Phyſicale, la propoſition eſt fauſſe. Car les elements, & les corps compoſez d'iceux, agiſſent les vns contre les autres, par leurs qualitez propres, leſquelles ne dependent du Ciel, ſinon entant que le Ciel en moderant les qualitez premieres, garde que l'vne ne peut aneãtir l'autre, & par conſequent perir, & le tout enſem-

ensemble. Quant aux passions de l'ame, elles sont esmues par leurs obiects plus ou moins, comme les temperaments sont diuers des corps des hommes, & pource que les temperaments participent de la faueur du Ciel par similitude & qualité, on dict que le Ciel dõne les inclinations entendants en partie sans necessité. Ie ne sçay s'il y auroit dans la teste de nostre homme quelques grains d'Amalgame de predestination. Certes il le me semble, car il met vne grande necessité en la puissance du Ciel dessus la terre qu'il nomme. De mesme en la page 36. il parle que Dieu destine quelques vns à ce bel art de l'Alchimie, lequel nous ne mesprisons, mais disons que pour ne sçauoir que souffler en l'Alchimie on n'est pas Medecin, comme vous. Poursuiuons vn peu plus auant: l'exemple qu'il donne sur le faict des Crises pour preuuer la consequẽce de la proposition desia refutee. Il dit: car en l'ordre de la distribution le corps lunaire en sa sphere apporte la mutatiõ de temps, en temps qu'il se faict en tout corps sans exception, par le poinct du Zodiacque. Si vn hõme qui aye tant peu d'entendement examine le barboüillage de ceste preuue, il dira que ce mise-

miserable est plus digne d'auoir la sale publiquemẽt deuãt les eschollіers, que de meriter autre reprehension. Mais que diroit-on en vne ville pleine d'enuie, & de mesdisance contre les Medecins? Nous leur ferons voir que Nicolas Conengo (qu'ils estiment vtile à la santé des Citoyens) est le plus indigne qu'on sçauroit treuuer en tout le monde. Voudriez vous chose plus digne de mocquerie, que de se mesler d'escrire contre des gens de nostre qualité, sans estre muny d'aucun sçauoir, mesme de la Grammaire Françoise. Que veut-il dire quand il escrit en l'ordre de la distribution? I'ay ouy dire à la Cour quand vn homme parloit mal à propos, où est le verbe. Ie diray pareillement en ceste clausule, où est le verbe. En l'ordre de la distribution, dequoy? Ie pense qu'il a estudié en l'escholle de Rabelais, lequel interrogeãt vn certain qui portoit du drap, en ce mocquant des petites Logicales, luy demãda en Latin, *pro quo supponit?* L'autre respond, *confusè distributiuè*: c'est à dire que le drap estoit pour distribuer, mais que la distribution estoit confuse. Ainsi ce souffleur est bien confus en sa distribution, & voyez le maraudage. Il dict en la distributiõ

qui

qui denote plusieurs, & puis il semble donner tout à vn. Pource qu'il dict, que le corps lunaire en sa sphere apporte la mutation de temps en temps qui se faict en tout corps, sãs exception par les poincts du Zodiacque. De façon que le Soleil, ny les autres Planettes n'apporteront poinct de mutation estant en diuers poincts du Zodiacque, qui est vne proposition contre tous les Astrologues, comme nous auõs desia dict. Regardez s'il est du tout hebeté. S'il fut esté tant soit-il peu practiqué en la lecture des bons Autheurs, il eut treuué dequoy fauoriser à son opinion, ou à celle de Paracelse au troisiesme liure que Galien a escrit des iours critiques, lequel rapporte la cause de la Crise à la diuerse disposition de la Lune. Mais il ne dict pas que tous les chãgements du corps sans exception prouiennent de la Lune. A cause, dict Auerroës sur les Cantiques d'Auicenne, qu'il n'y a aucun astre qui change sa disposition par septenaires, & quaternaires, que la Lune eu esgard au Soleil: & pour luy monstrer que les Medecins n'ont point iuré *in verba Magistri*: mais qu'ils sont libres en leurs opinions, fondees sur la raisõ, & l'experience, que ce nigaut entende parler

Auerroës

Auerroës au commentaire du texte 404. des Cantiques, partie seconde, traicté second, disant qu'Auicenne ne se fie pas trop à Galien en ce faict des Crises, ayant iuste occasion de ce faire, à cause (dit-il) qu'il n'est pas bon de rendre raison de quelque chose deuant que son inuention soit bien asseurée. Et de faict Auerroës ne s'y fie non plus. Car au commétaire du texte 408. de la mesme partie dict, que les effects de la Lune n'appartiennent pas à la Medecine pour raison des Crises, mais plustost à l'Astrologie, qui est vn Art foible, & le plus souuent trompeur: comme l'on peut colliger du premier liure des iugemens de Ptolomee : & au second liure des Mineraux que Albert le grand a escrit. Et pource Auerroës reprend Auicenne au commencement du quatre cent & septiesme texte dessus les Cantiques, de ce qu'il attribue la cause des Crises aux quartiers du mois de la Lune : & de faict, nous voyons iournellemét plusieurs tomber malades en mesme iour, qui neautmoins ont leur crise en diuers temps. Pourtant les crises ne despendront pas de la Lune, sinon generalement, entant que par ses qualitez elle peut fauoriser à la nature qui est la cauſe principale d'icelles : & pour ce reſpect Ariſtote dict au quatrieſme de l'engẽdremẽt des Animaux, que lors que la Lune a receu les rayons du Soleil, elle eſt faicte vn autre petit Soleil, dont elle aide les engendremẽts des choſes naturelles. Si la nature gueriſt les maladies comme dict Hippocrate au commencement du 6. des Epidemies, il faut neceſſairement qu'elle ſoit la principale cauſe du moyen par lequel elles ſont gueries, qui eſt la criſe. Mais on recherche pourquoy la criſe ſe faict en certain iour? Generalement on peut reſpondre que Dieu ayant creé toutes choſes en poix, nombre, & meſure, il a auſſi conſtitué vn ordre en toute choſe en particulier. Hippocrate au liure premier des maladies taſche d'en rendre la raiſon; pource que la nature attire le premier iour, l'autre cuit, & le troiſieſme chaſſe. Mais quand on y regarde de pres, le conte ne peut eſtre iuſte; Car deſpuis que la maladie eſt arriuée au onzieſme, comme nature au parauant n'entremettoit qu'vn iour entre les iours critiques, apres l'onzieſme elle entremet deux iours, & apres le 40. dauantage de iours : Pourtant la pluſpart des Medecins ont dict que les criſes

arriuoyent

arriuoyent en certains iours determinez pour reſpect de la proportion, ou raiſon que nature a auec la cauſe ou matiere de la maladie: mais ceſte opinion ne peut eſtre valable , à cauſe que ſi elle eſtoit vraye, les criſes pourroyent arriuer tous les iours. Il faut dõcques y ioindre quelque choſe auec la nature, pour determiner la queſtion propoſée : pourtant Fracaſtorius a rapporté la cauſe du terme des criſes,au mouuement diuers des humeurs,laquelle opinion eſt la plus vray-ſemblable, & pour ce reſpect nous auons faict vn commentaire deſſus le liure auquel Fracaſtorius parle des criſes.Ce ſont les vrayes reſolutiõs, & non pas dire ſi Mars cecy, Venus cela , ie ſuis mal content que vous n'ayez leu vn petit liure qu'on attribue à Hippocrate , nommé l'Aſtronomie d'Hippocrate. Si vous l'euſſiez tourné en voſtre beau François, cela euſt dõné du luſtre à voſtre œuure , & euſſiés treuué & le treuuerés , ſi vous le voulés lire , que la criſe ne viendroit pas par vomiſſement, flus de ſang,de ventre, ou ſueur quand le malade a prins la maladie, la Lune eſtant au premier poinct d'Aries.Mais ce ſera aſſes pour la quatrieſme lecture.Ce ne ſeroit iamais faict,ſi on vouloit ſuiure la confuſion de vos diſcours.

CINQVIESME LECTVRE.

EN la page 54. de voſtre liure, vous parlez du quatrieſme eſtançon de la Medecine, qui eſt la vertu, comme vous dictes, en la 64. & par conſequent vous diſcourez des vices oppoſez à icelle : pource que, comme vous ne ſçauez pas, vn meſme art doit traicter des contraires. Mais à la verité, en tous les vituperes que vous dardez furieuſement contre les Medecins, vous y allez inconſiderément, & à la façon des plus ignares: puis que du particulier, qui eſt faux en ceux que vous voulez meſpriſer, vous procedez à l'vniuerſel contre la raiſon, au diſcours de laquelle, on part de l'vniuerſel, & on vient aux particuliers. C'eſt marcher à la mode de voſtre compagnon Bouio Veronnois, vrayement bœuf. Nous auōs ſon Hercule, ſou fleau, & ſon foudre compoſez contre les Medecins de noſtre profeſſion tous remplis des menſongers arguments, de meſme eſtoffe que les voſtres. S'il y a quelque faute aux particuliers, elle ne

procede

procede pas de la ſcience, mais de l'artiſan. Le bon Muſicien rauque & mal chantant ne faict pas que l'art de la Muſique ſoit mauuais. Platon au Dialogue tiltré les querelleus, dict. O Crito ne ſçaués vous pas qu'en tous arts, il y a vne infinité des villes Artizans, & de nul pris,& peu des bons,& principalement en la Medecine, de laquelle il y a plus d'artizans,que d'aucun autre meſtier,pour receuoir l'honneur que Dieu a cõmãdé de leur porter, à cauſe qu'il l'a crée pour la neceſſité, & dauantage pluſieurs font les Medecins pour gaigner du pain, & de faict auſſi toſt qu'vn homme deuient miſerable, pourueu qu'il ait trois ou quatre receptes, & que le hazard le fauoriſe, il paſſe pour Medecin en courant le monde,pourueu qu'il ne s'arreſte long temps à vn lieu,qui eſt la plus grande partie de l'art des trompeurs & des ſouffleurs, comme dict Eraſme au Dialogue de la ſoufflerie. Si Meſſieurs de la Cour permettoyent qu'vn chacũ plaidat ſa cauſe, il y auroit autãt d'Aduocats que d'hommes,car chaſcun preſume ſelon ſa miſerable capacité d'entendre ſon faict, & d'auoir bonne cauſe. Dont l'exercice de la Medecine ne doit eſtre permis, que à ceux qui ſont qualifiez de la façon que nous auons dict, en noſtre ſeconde lecture : & cependant ceux qui ſe diſent Medecins ; ſans auoir aucune des marques, & qualitez requiſes, chargés d'ignorance, farcis d'impoſture, noircis, trancis, & rongez d'enuie, embraſez d'auarice, chargent des vituperes ceux qui exercent la vraye medecine. Ie ne veux pas faire comme vous ; mais pour vous peindre & voz sẽblables, ie dreſſeray mon diſcours ſur le modelle de la doctrine d'Hippocrate, qui contient les regles generales de la verité, ſans faire de la liſſiuiere de l'eſtappe. Eſcoutez dõcques attentiuement puis qu'il vous deſplaict autant, comme il vous eſtoit agreable, quand on vous cribloit de l'auoine en la 11. page, viande tres ſortable à voſtre naturel.

Il y a long temps que i'ay entendu parler d'vne partie de la Medecine qu'on appelle fourfanterie, & me ſuis ſouuent eſmerueillé qu'il n'y a eu perſonne qui en ait eſcrit particulierement. Ie penſe que c'eſt à cauſe que la Medecine (comme dict Hippocrate au liure de l'ornemẽt du Medecin) eſt diuine, & pourtant la ſophiſtique n'en peut eſtre vne partie. Comment doncques pourrons nous excuſer

ceux

ceux qui l'appellent vne partie de la Medecine. I'estime que tout ainsi qu'Aristote a compris la sophistique en son œuure de la Logique, ainsi ceux là nombrent la fourfanterie entre les parties de la Medecine, non pour dire que les Medecins la doiuent suiure, mais bien fuir comme detestable. Il est doncques necessaire d'en parler, & de voir en quoy elle consiste pour faire la separation & la difference entre le vray Medecin, & le sophisticque : en quoy nous imiterons nostre precepteur Galien, qui a fondé la plusparт de ses beaux œuures dessus la doctrine d'Hippocrate. Nous prendrons ce qui appartient à nostre discours du liure de la loy d Hippocrate, du liure de l'ornement du Medecin, & des enseignements, ausquels il deduict en peu de parolles les qualitez du sophistique & du vray Medecin : Hippocrate commence ainsi son liure de la Loy.

La Medecine est la plus excellante de tous les arts : mais on la iuge communement la plus vile, & la plus abiecte de toutes, à cause de l'ignorance de ceux qui l'exercent, il entend des sophistiques. Le premier titre desquels est d'estre ignares. Mais en quelle façon les ſophiſtes ſeront ignares, puis qu'ils ont la cognoiſſance d'vne partie de la Medecine. Nous reſpondons qu'il y a deux ſortes d'ignorances, l'vne pure & née auec nous, l'autre de mauuaiſe diſpoſition: quand des principes d'vne ſcience mal entendue, on en tire des fauces concluſions, comme qui argumenteroit de telle façon: Galien ſur le commentaire du troiſieſme liure d'Hippocrate, de la façon de nourrir ceux qui ſont attains d'vne maladie aigue, eſcrit qu'on peut donner du vin aux febricitaus, & que de là on tiraſt en conſequence de donner du vin à tous les febricitaus, ſans auoir eſgard, ny au temps de la fieure, ny à la ſubſtance, ou qualité du vin: ce ſeroit vn argumét qui procede de la mauuaiſe intelligence de la propoſition de Galié: ceſte ignòrance porte auec elle quelques qualités, leſquelles ſont declarees par Hippocrate: L'ignorance eſt vn mauuais threſor, & vne richeſſe malheureuſe, pour ceux qui la poſſedent, tant pour reſpect de l'opinion, que pour la verité meſme. Elle eſt priuee de toute vraye confiance & de tout plaiſir, elle eſt nourrice de la timidité, & de la preſomption. La timidité eſt vne marque de l'impuiſſance, de

l'enten.

l'entendement: La presomption est vn argument de l'ignorance:certes l'ignorance est vn mauuais thresor, car elle trompe son possesseur, & le paist d'vne fausse opinion, puis qu'elle ne contient que fausseté. La seconde qualité de l'ignorance est, d'estre priuée de vraye confiance,car il n'y a homme,pour sophistique qu'il soit, qu'il ne se mesure quelquefois,& qui ne recognoisse son insuffisãce, d'ou arriue qu'il n'a poinct de confiance en soy,qui est la vraye cõfiance en laquelle gist le contentement,& le plaisir de l'ame. A ceste occasiõ les Philosophes ont estimé que Dieu est tres-heureux, & qu'il iouyt d'vn plaisir inestimable, à cause qu'il contient tout en soy, & qui est suffisant de soy mesmes. La troisiesme qualité de l'ignorance est, d'estre nourrie de la timidité, & de la presomption, qui semblent se contrarier, & ne pouuoir demeurer en vn mesme subiect. Pour ce respect Hippocrate les separe & leur donne diuers fondements: la timidité est fondee sur l'impuissance, car l'ignorance du sophistique est la priuation de la verité, elle est doncques vne impuissance, car toute puissance est fondee sur la verité. Il craint de faillir & de n'eſtre recogneu des doctes, tout ainſi comme les femmes fardées fuyent le Soleil, de peur que leur fart ne ſe fonde, autant en font-ils nos Paracelſiſtes, ils fuyent principalement les aſſemblées publicques, comme eſcrit Hippocrate au liure des enſeignements, où l'on peut auoir des iuges competans. Parlant en particulier, ils ſont preſõpteux, & opiniaſtres pour l'auarice, & pour l'ambition. La preſomption a pour fondement l'ignorance. car puis qu'ils penſent de ſçauoir en leur ignorance de mauuaiſe diſpoſitiõ, & d'auoir vn threſor, ils s'enflent & ſe rendent preſompteux. Ceſte preſomption n'eſt autre choſe qu'vn efforcement outre la puiſſance qu'on a. Auſſi le ſophiſtique s'efforce de paroiſtre plus qu'il n'eſt. Apres Hippocrate rend la cauſe pour laquelle on treuue la fourfanterie entre les Medecins: il dict, ceſte faute procede principalement de ce que le Medecin n'a peur d'autre punition publicque, que de l'infamie, & de la dishonneur. mais la dishonneur n'offence pas ceux qui l'ont accouſtumée. De là on tire que le ſophiſtique eſt eshonté, qui eſt vn vice tres-pernicieux pour eſtre la ſource de tous les autres vices, comme eſcrit Xenophõ

au

au commencemēt de la diſcipline de Cyrus. Hippocrate au liure de l'ornement du Medecin dict, les ſophiſtiques priués de toute verité ſe laſchent à toute meſchanceté, & infamie. Car comme ils n'ont poinct de honte de bourreller le corps des hommes, auſſi ne craignent-ils poinct de s'adonner à toute ſorte de vices. Ils font vne telle habitude des infamies qu'ils en perdent le ſentiment. Car cōme dict le Philoſophe, les choſes accouſtumees n'apportent poinct de paſſion ny de trouble. Pourſuiuāt ſon diſcours, il dict, ceux cy peuuent eſtre comparez aux perſonnages muets qui ſont repreſentés anx tragedies. Car comme iceux nous repreſentent la perſonne d'vn batelleur, toutesfois ils ne le ſont pas, ainſi il y a pluſieurs Medecins par bruit & renommée, qui en verité n'ont rien moins que du Medecin. De là s'enſuit que le ſophiſtique eſt maſqué, & diſſimulé. Auſſi vulgairement on appelle vne choſe deſguiſée, ſophiſtiquée. Son deſguiſement conſiſte principalement, comme eſcrit Hippocrate au liure de l'ornement du Medecin aux habits, & aux autres marques qui ſont la preſomption, les geſtes, & mouuements du corps, & les parolles,

rolles, ils ſont habillez ſuperbement, ils marchent grauemẽt, parlent preſomptueuſemẽt. Ceſte apparence fauſſe naiſt de deux choſes, l'vne eſt le deſir qu'ils ont de paroiſtre eſmeu par l'auarice, & l'ambition. L'autre que que le peuple duquel ils tirent leur gain, & mandient leurs honneurs, s'attache touſiours à l'exterieur. Hippocrate au liure des enſeignemens dict, Ces ſophiſtes entreprennent des cures pour acquerir grand renom, fuyent la conſultation des doctes Medecins. Ils loüẽt leurs cures auec depriſement de la practique des autres, teſmoing le Catalogue de Caſtelmont, marque ſuffiſante de ſa ſophiſtiquerie. S'il falloit faire rolle de ceux qui eſchappent, il en faudroit auſſi tenir vn de ceux qui meurent. Aux bonnes maiſons bien rangees on tient vn liure du reuenu & l'autre de la deſpance. De ce diſcours on peut tirer ceſte deſcription du Medecin ſophiſtique, vn ignare de la Medecine, timide, preſompteux, eshonté, ſompteux en habits, enflé en geſtes du corps & en parolles, en apparence Medecin, en verité vne vraye buze. Et pour mieux recognoiſtre la nature du ſophiſtique, il faut encores recercher dedans la doctrine d'Hip-

pocrate,

pocrate les qualitez des vrais Medecins,ainsi on cognoistra vn contraire par le voisinage de l'autre. Leurs qualitez sont distinguees selon le temps,auquel le Medecin apprend son art,& en celuy auquel il l'exerce. Quant à la premiere partie, il la poursuit au liure de la Loy: disant quiconque veut dignement apprendre la Medecine, il doit auoir les choses suiuantes. La nature, la doctrine, le lieu propre pour estudier. La bonne nourriture despuis son enfance, le soin & la diligence, Dauãtage, le temps. La nature, dict-il, qui est autant que l'entendement est necessaire, car sans l'aide d'icelle on ne peut rien faire qui vaille. Que si la nature nous dresse au chemin de bien faire nous acquerrons aisément la doctrine, laquelle doit estre poursuiuie auec telle prudence, que despuis nostre enfance nous soyõs bien nourris, en vn lieu qui soit propre pour la doctrine. Dauantage il est necessaire d'estre diligent en son estude,& que la diligence dure vn long temps. De façon que la doctrine estant acquise par le don & le moyen de la bonne nature. Et par la nourriture de l'art, elle pourra produire abondamment, en tẽps & en lieu commode, les fruicts qu'elle a conçeu

çeu. Et pour mieux expliquer ce qu'il a dict, il forme vne similitude telle. La Medecine est semblable à la consideration qu'on forme des choses que la terre produict. Les enseignements sont comme la semance, la nourriture ressemble aux semailles qui se font en temps commode. Le lieu de la doctrine est semblable à l'air commun qui donne nourriture aux choses naissantes de la terre. L'estude represente le labourage. Le temps renforce, & donne vigueur à toutes choses : à celle fin qu'elles soyent parfaictement nourries. Ce discours est asses clair & n'a pas besoin d'autre explication. Quant est du second temps, qui consiste en la practique & exercice de la Medecine, Hippocrate dict, ayant doncques par ce moyen acquis l'art de la Medecine, il luy faut voyager par les pays estrangers, & ne faut estre estimé Medecin de nom, mais plustost en vertu. Les marques du vray Medecin exerçant & practiquant son art, sont escrites par Hippocrate au liure de l'ornement du Medecin, & des enseignements. En ceste façon. Vous cognoistrez les vrais Medecins par la modestie de leurs accoustrements, qui n'ont aucune superfluité, ny bombance, mais ressentent plustost les habits d'vn homme prudent & docte, voudriez vous autre sorte d'habit pour ressentir ce que dict Hippocrate, que la robbe longue laquelle vous mesprisez. Quant est de leur façon de viure ils ne sont poinct superflus, ils sont difficiles en la conuersation de ses dissemblables propres en responces seueres contre les sophistes, familiers à l'endroict de ses semblables, modestes enuers tous, muets aux vituperes, s'entend que ne sõt publiques, veu que s'il est seuere cõtre les sophistes, il les corrige doncques, car la seuerité consiste en la correction des vices. patients, prudents a cognoistre & a prendre l'occasion, sobres en leur viure, patients en attendant l'occasion, faciles en langage, ne disants rien sans raison, gratieux & courtois sãs dissimulation. Au mesme liure parlant aussi du vray Medecin, il dict, le Medecin sage & Philosophe est semblable à Dieu : car entre la sagesse, & la Medecine il n'y a pas grande difference, à cause que la vraye Medecine cõtient tout ce qui est requis à la sagesse, sçauoir est le mespris des richesses, l'abissemẽt du vice, la crainte de l'infamie, la façon modeste, la grauité, le iugement, la tranquilité d'esprit, la reprehenſion, la pureté, la facunde, la cognoiſſance des medicaments vtiles, & neceſſaires pour la vie des hommes, la fuite des mercenaires, & de la ſuperſtition, la crainte de Dieu & ſa reuerence en toutes choſes. Car comme dict Hippocrate au meſme liure, entant que la Medecine eſt participante des choſes ſuſdictes. Elle eſt ſemblable à la ſageſſe, & le Medecin a la Theologie, profõdemẽt grauee dedãs ſon ame, car les vrais Medecins recognoiſſent la puiſſance de Dieu, en leur art, & tout ce qu'ils font c'eſt par l'aide de Dieu. Et la Medecine qui eſt accompagnee de la ſageſſe, eſt vn don de Dieu, la force des medicaments depend d'iceluy. Quant aux ſophiſtiques dict Hippocrate, ils ne croyent pas cela, pource qu'ils ne ſurpaſſent la cognoiſſance des choſes ſenſibles, & toutesfois la cognoiſſance d'icelles nous meine à celle de Dieu. Ce ſont les vrayes marques du vray Medecin, peinctes toutesfois en Idee, comme la felicité qu'Ariſtote a eſcrit aux liures de ſes moralles, & la perfection de l'Orateur, de Ciceron qui eſt propoſée aux hommes pour en approcher le plus qu'il leur ſera poſſible. Ce diſcours ne ſera pas inutile, car les Medecins

cins tascheront d'approcher de ces perfectiōs le plus qu'ils pourront, & ceux qui ne sont pas Medecins, remarquants les qualitez recitées, pourront aisement faire difference entre les vrais Medecins, & les forfantiques sophistiques, vrayes pestes du public. Si on vous regarde de pres en ce miroir, on vous recognoistra remply de sophistiquerie, & reuestu des plumes d'autruy, comme la Corneille d'Esope, tesmoing vostre liure des Bains de ceste ville, ausquels vous auez mis mot à mot plusieurs periodes & chapitres, que nous auōs treuuez & collationnez dedans le discours des deux fontaines medecinales du Bourg d'Encausse, en Gascogne, faict par M. Loys Guyon Dolois, Medecin de l'Vsarche, en Lymosin. Le liure de Roch le Baillif Paracelsiste, a contribué beaucoup à la fabrique de vostre Dialogue. Au reste la piece d'or Portuguoise de trente escus, a esté souuent fondue & refondue sans changer de figure. C'est de quoy vous les lurrés : mais en effect vous donnéz à voz pauures malades quelque malautrue essence de couleur d'or. C'est le tour du baston, c'est la galanterie de ce temps.

Con larte, & con lingano,
Si viue il meso anno.
Con lingano, & con larte,
Se viue laltra parte.
Fra cosi se va in casa dal diauolo.
Mais qui n'y croist, n'y est pas tenu.

SIXIESME LECTVRE.

EN la page 84. vous dictes plus clairemẽt ce que vous auiez cité par parabole enigmatique, selon la doctrine de Paracelse, en la page 33. sçauoir est, que *similia similibus curantur.* Ie sçay que l'explication de ceste proposition appartient à la practique; Mais parce que vous en faictes mention en deux endroicts de vostre liure, & que ie ne suis pas asseuré de voitre dessein, à cause que le cours des Astres ne fauorise pas aux souffleurs de charbons, & de faict vous le voyez par la calmesse de l'air qui n'est agité d'aucun vent, ie ne veux laisser l'occasion sans parler auec vous de la cõsideration d'icelle. Nos Docteurs ont deux propositiõs principales qui les guident, principalement entre les autres, sur le

faict

faict de la practique. La premiere est, Tout ce qu'appartient à l'homme naturellement, & aux parties de l'homme doit estre conserué par des choses semblables. L'autre, Tout ce qui est contre la nature de l'homme & qui l'endommage doit estre chassé par remedes contraires. Paracelse non content d'auoir essayé de bouleuerser les principes de la Theorie de la doctrine Hippocratique, sans auoir aucune valable raison, ny experience pour soustenir sa proposition, il tasche de renuerser le grand pilier de la practique, & dict. Que toutes choses sont gueries par leurs semblables. Vrayement il doit estre vn bon plaisir & contentement indicible à ceux qui sont trauaillez d'vne maladie froide de se sentir affublez, & couuris de neige, & que celuy qui seroit tormenté d'vne fieure ardante on chauffat les draps pour le couurir d'iceux, qu'on luy donnat pour son manger des viandes espicées, salées, & picquantes, & qu'on luy fist boire de la maluoisie. Ce seroit pour les faire brusler du tout. Ie pense au contraire que tous ceux qui sont malades de quelque maladie froide s'entent quelque soulagemẽt, quand on leur applique quelque chose de chaud. Si le ſoulagement conſiſte en ce que la nature ſent amoindrir les forces, & la violence de ce que l'affligeoit, & au contraire quand ceſte application ceſſe, elle ſent que ſon ennemy reuient au premier eſtat de ſa violence, il faudra conclurre neceſſairement que la curation ſe faict par contraires.

Dauantage, ſi la chaleur excedente bleſſe l'action qui eſtoit excedente par ſon moyen, que peut-on imaginer de plus propre pour reduire, & ramener la chaleur en ſa premiere moderation, que de moderer l'exces de la chaleur par la froideur cõtraire à icelle. Quãd vn Bain eſt trop chaud, pour le moderer on y verſe de l'eau froide. Venons au poinct. Vous gueriſſez les maladies tartariques, ou infernales par le tartare & les ſoulphureuſes par les ſoulphres. Ie vous demande ne voulez vous pas que telles maladies ayent vne cauſe. Vous l'auez deſia dict en voſtre liure. Or eſt-il que la cauſe de la maladie produict la corruption qui eſt au corps des hommes. D'autre part, ne tenez vous pas que les quintes eſſences, que vous tirez du ſoulphre, pour les maladies ſoulphureuſes ſont exemptes de corruption? Elles ne peuuent eſtre corrompues

pues puis que vous les nommez Astrales, Epigenimes, & surgetons de l'ame du monde, rayons du firmament, & si elles eussent voulu du Ciel empyrée. Si donc elles sont pures & sans corruption, & les maladies tiennent de la deprauation ; si les essences guerissent les maladies, la guerison se faict par contraires. Car ce qui est pur & net, est contraire au corrompu. De plus si vous guerissez par vn semblable toute vostre cure depend de la nourriture & de la façon de viure. Car la nature extrait des elements selon vostre opiniõ la partie solphureuse pour nourrir, & reparer la partie solphureuse dissipée, & ainsi des autres par le moyen des Alambics que la nature a forgez en nostre corps, pourtant l'aliment estant semblable aux parties du corps, aux principes d'icelles, il guerira les maladies sans que vous employez pour la guerison d'icelle voz quintes essẽces. Et certes vous l'ẽtẽdez ainsi en vostre enigme de la page 33. quãd vous dictes que la guerison se faict en reparant la matiere de la terre, en laquelle le ciel agit : en quoy vous estes lourdement trompés. Car la plusspart de vos quintes essences, Arcanes, & autres extractions ne sont pas propres à reparer la terre corrompue par le ciel. Car la reparation se faict par les alimẽts. La plusspart des essences que vous donnés pour guerir ne nourrissent pas, mais seulemẽt celles qui sont tirées des corps viuans. Car il n'y a rien qui ait la puissance de nourrir, que ce qui a esté viuant, ou tiré d'iceluy, pource qu'il a desia des preparations commodes à la vie du corps dont il est separé, & despuis receuant en l'homme des nouuelles, & plus parfaictes preparations, il se faict aliment de l'homme. Pourtant tout soulphre ne nourrit pas, ny tout Mercure. D'abondant la nourriture doit estre composée, puis que la partie qui est nourrie, l'est: estant plus raisonnable que la nourriture se face par semblable, que la guerison des maladies. Or vos principes sont purs, & simples, selon vostre opinion, ils ne pourront doncques ny nourrir le corps, pour estre simples, ny guerir les maladies, pour estre semblables. Et pour preuuer encor' mieux nostre proposition, si vous adpoüez la sentence d'Hippocrate, escripte au commencemẽt du sixiesme des Epidemies, où il dict que la nature guerit les maladies, vous serez contraincts de confesser que les

mala-

maladies ſe gueriſſent par contraires. Car il n'y a rien de plus contraire a la maladie que la nature qui eſt offencée par icelle : c'eſt le naturel des contraires de s'exterminer l'vn l'autre. Si vous repliqués que ſelon Hippocrate l'eau froide guerit la conuulſion,qui eſt faicte par des humeurs froides,c'eſt vne vieil le defferre. Deſpuis le temps des vieux Romans que l'eau froide guerit les conuulſions par accident. Car la froideur ramaſſe interieurement la chaleur naturelle , dont elle ſe renforce,& combat,& ſurmonte les humeurs froides qui luy ſont contraires. Mais la propoſition d'Hippocrate ſe doit entendre par ſoy,& pour ce mot de contraire , il eſt ſignifié largement tout ce qui eſt cauſe, que quelque choſe ſoit eſteincte & ruinée , comme le Rhubarbe bien acue (comme vous dictes) quoy qu'il ſoit chaud & ſec,& en ce ſoit ſemblable à la cholere , il guerit neautmoins les maladies faictes de cholere en la purgeāt , & par ce moyen ruinant la cauſe de la maladie. Dariot qui eſt de voſtre ſecte , conſiderant toutes ces belles & vrayes raiſons au diſcours qu'il a faict de la goutte , au chapitre de l'engendrement d'icelle , il s'eſt efforcé d'accorder les deux opinions contraires, disant que ces deux opinions semblent repugnantes, neautmoins sont d'accord, asçauoir que les semblables sont gueris par les semblables. Car les maladies qui sont faictes par les sels, sont gueries par remedes tirés & prins des sels, suiuant toutesfois l'autre maxime d'Hippocrate, que les maladies sont gueries par leurs contraires. Les remedes (dit-il) qui sont pris des sels pour guerir les maladies des sels, sont contraires en qualité, d'autant qu'on applique le doux contre l'amer, & austere, le lenitif, contre le corrosif, & ainsi des autres. Ce n'est pas l'opinion de Maistre Gonin par licécieuse contraction, car il veut que ce qui guerit, repare la terre de la bresche, que les petards du Ciel auroyent faicts en icelle, soit reparé par son semblable, & puis quand vous tirés des herbes le sel, l'herbe n'est pas sel, puis qu'elle est composée de trois substances selon vostre opinion. Pourtant Dariot ne boira pas du vinage de l'appoinctement de ceste grâde querelle, veu qu'il ne l'a pas faict, car le sel est sel, quand il est separé. Si estant separé il est doux, contre le salé corrompu du corps, comme dict Dariot. Doncques le

sel

sel guerira tousiours comme contraire, & nõ comme semblable. Il est mal aisé de renuerser la verité, elle a de quoy se deffendre. Ie ne sçay que vous entendez de barboüiller en la page 45. Touchant les Apothicquaires d'auiourd'huy, de demain, & d'apres demain, de ceste presente ville d'Aix. Les mesmes vous deffient en toutes les operations de l'Alchimie qui appartiennent à la Medecine. Ils ont des essences, des mysteres, des arcanes specifiques materiels, & formels, des teinctures de toute espece de couleur desquelles les Medecins vsent auec iugement, & raison, & non à l'hazard cõme vous. Mais il y a vn malheur en cecy que vous liez la partie de l'Alchimie qui consiste en la transmutation des metaux, auec celle qui appartient à la Medecine. Car en la page 42. Chambellan dict, que tout ainsi qu'il y a sept corps superieurs principaux, & pour chacun d'iceux, vn iour en la sepmaine, durant lesquels par la parolle du souuerain a esté creé tout ce qui est: aussi il y a vn mesme nombre qui faict le degré scalaire de l'hõme. Les degrés des eschelles sont quelques fois funestes aux hommes, & principalemẽt pour l'occasion du premier degré scalaire.

que vous marquez, quand vous dictes ; premierement pour l'vnité de la pierre physicale, qu'on appelle Philosophale, grand œuure, & autrement, seul subiect de toutes les vertus naturelles & transnaturelles. Gardés de l'adorer. Car vous seriés punis, comme ceux qui adorerent le veau d'or, & seriés condamnés a tenir compagnie aux Medecins Auares, qui exercent la Lesina, semblables aux habitans de Sodome, & Gomorre, comme vous dictes en la page 59. De laquelle Pierre, dictes vous en suite, en auez veu autresfois à Nancy entre les mains de Monsieur de Mondrouille; Dequoy moy mesme en ay faict proiection, (dictes vous) & laquelle auons tasché autres fois de multiplier, mais fut en vain, &c. Si vous l'auiez, vous en deuiez guerir quelque grand personnage, attaint de quelque grande maladie : cela fut esté vn grand bien pour vous. Ie pẽse que vous l'aués employée en la trãsmutation de la Lune en Soleil, pour auoir vne plus grande lumiere chez vous, ou pour reparer celle que vous rendoit la lãpe perpetuelle bruslante, sous vostre cheminée continuellement, comme le feu des vestales. Tous noz Apothiquaires n'entendent

rien

rien en ceste partie, aussi n'est elle qu'vne couuerte minse du barboüillage de la transmutation des metaux, de laquelle a esté dict au temps iadis

Soufflez enfans ie vous en prie
En toute espece de metal,
Puis que la fin de l'Alchimie
Est le chemin de l'hospital,

Et quand le grand œuure se pourroit veritablement faire comme Geber, & entre les autres, & par dessus tous Maistre Pierre Bon Ferrarois s'efforcent de preuuer, par aduenture vous n'estes pas destiné à la faire. Il seroit meilleur pour vous de tenir des essences en vn beau cabinet & en faire participants ceux qui en auroyent besoin, pour leur argent, ou faire du Messer Dominico, comme autresfois vous l'auiez entreprins, ou du Segnor Berardo, qui prenoit au serain de la nuict, la Lune dedans vne fiolle, qui representoit la bourse en laquelle il mit la Lune, que le bon homme tout chenu au baston auoit fourny, & le bon Essius, ou prendre le pois de l'or, auec la balance aux rayons du Soleil, comme vous sçauez. Que voulés vous? La pauure noblesse est quelquesfois contraincte de faire plusieurs

choses

choses indignes du grade. Il n'y a remede si faut-il tousiours disner. Le plus grand desastre qui vous soit arriué est celuy, quand on print tous les moyens de feu Ioseph Barbier Sieur de Castelmont, lesquels vous appartenoyẽt aussi bien, qu'a moy le thresor du grãd Turc. Vous eustes aussi vne mauuaise secousse, lors que vous pensiez la pauure Bonnette, sur le poinct que Mars & Venus estoyent en Gemini, qui vous inciterent, & selon vostre opinion, vous necessiterent de vouloir mettre le bec de vostre Alambic naturel, dedans le recipiant de la pauure malade, dont vous en futes accusé, & les procedures sont encores en quelque lieu, que nous sçauons bien. C'est autre chose que d'estre Prescheur, & tenir le berlan, cõme le Medecin que vous cognoissez. Mais cela n'est pas abuser de l'estat, quand vous ne pouuiez resister à la violence de l'influence, que le Ciel dardoit dessus vostre fragile terre. Toutesfois l'Escripture Saincte (à laquelle vous dictes qu'infailliblement il se faut arrester) en la page 74. dict, *sub te erit appetitus tuus, & tu dominaberis ei. Astra inclinant, sed non necessitant.* Mais laissons à part la Theologie, & considerons les sept degrés

que

que vous mettés en l'homme, lesquels, selon que ie puis coniecturer, respondent aux sept corps superieurs principaux. Ce sont les sept planettes. Vous deuiez doncques dire à quelle des Planettes se rapportoit la pierre Philosophale, seul subiect de toutes les vertus naturelles, & transnaturelles. En voila bien pour faire venir l'éuie de la rechercher. Auoir vn thresor qui guerit toutes maladies, & plusieurs autres: & au partir de là auoir dequoy faire des montagnes d'or. Ce seroit bien d'autres montagnes que celles de vos armoiries. Toutesfois le Bragadin auec toute sa pierre Philosophale, finit miserablement sa vie sur vn eschafaut en Alemagne. Vous vous excusez dessus ce que ie desirerois entendre. A cause que la deduction en seroit trop prolixe, ie vous prie, que quand vous aurez la commodité, vous preniez la peine de bien rapporter les sept diuers degrez, les vns aux autres. Mais ie pense que vous ne le ferez pas, car ce sont des secrets de vostre art. Autant en dictes vous de voz remedes, lesquels vous ne voulez en aucune façon communiquer. Hé pauures Medecins Hippocratistes, si vous auez quelques beaux secrets, il les faut

aller

aller eſclorre ſur le liure de l'Apothiquaire. Mais vous direz que ce ſont choſes triuiales & groſſieres, que ce que nous ordonnons, cõme la preparation de voſtre coing, laquelle vous auez euë, comme vous confeſſez, d'vn Medecin de l'Empereur. Ne penſez vous pas que nous liſons toute ſorte de liures ? & que nous ſommes curieux de ſçauoir les plus beaux remedes qu'il eſt poſſible ? Ce n'eſt pas cela : vous craignez d'eſtre deſcouuerts. Vn ſeul fer vous ſert à ferrer tous les aſnes du monde, duquel neautmoins vous faictes payer quatre eſcus, & plus quand il ſe peut. Si le Medecin a ordonné vne Medecine au liure de l'Apothiquaire, il y en aura de ſi ſoupçonneux qu'ils n'auront pas honte de preſſer l'Apothiquaire de venir faire la Medecine à leur logis. Mais ſi le Charlatan leur dict qu'il leur donnera vne eſſence de perles, vn Magiſtrature faict de l'or, vn Arcane tiré de l'Amalgame des pierres precieuſes, & qu'il aye bonne mine, au reſte en bon equipage, bien muſquetté, que la drogue ne ſoit point de mauuais gouſt, vn petit aigrette, ils l'aualerõt comme ſucre, ſans conſiderer ſi elle eſt ſi nuiſible au corps, comme elle eſt agreable à la

bouche

bouche. Et penſez vous que nous ſoyons ſi rudes que nous ne ſçeuſſions tromper les malades en ceſte façon ? Si le diagrede que vous donnez auec le ſel du tartre eſtoit corrigé en l'eau de vie, il ſeroit encor' moins nuiſible. Nous ſçauons purger auec vne hoſtie faicte d'vne graine purgatiue, laquelle n'a aucun mauuais gouſt. Les pignons de malaque accõmodez comme ie ſçay, n'ont aucun mauuais gouſt, & purgent ſans violence, nous en ſçauons vne infinité de ſemblables. Les pauures gens de Meirargues, & de pluſieurs autres lieux de la Prouence, ſe purgent auec la poudre de Retumbet, & de Tartenrayre, & auec d'autres ſimples qui n'ont aucun mauuais gouſt. Mais ce n'eſt pas le ſecret de la purge faicte auec raiſon. Vous faictes ſi grãd cas d Hippocrate, regardez ce qu'il dict au premier de ſes Aphoriſmes; qu'il faut regarder aux purges *Si talia purgentur, qualia oportet*, vous entendez le Latin cõme Dieu ſçait, mais le plus mauuais ſourd eſt celuy, qui ne veut entendre. Toutes drogues ne ſont pas propres à purger toute cauſe de la maladie. N'auez vous pas en voſtre Art les remedes ſulphureux differẽts des ſalez, & mercuriaux? Ont

Ont ils tous vne mesme saueur, & vne mesme puissance ? Vous n'aurez qu'vn pain, car vous ne sçauez qu'vne chanson. I'ay disputé ceste question en vn liure que i'ay faict des medicaments, & mesmement contre Eraste, ie le vous monstreray quand vous voudrez. La sixiesme partie de la Medecine ne vaut rien pour la conscience. Il faut sçauoir de la sophisterie, pour s'en garder, non pour l'ensuiure, & l'exercer. Vous dictes en la page 80. *Mundus vult decipi, decipiatur.* Le Magistrat qui a le soin de la conseruation de la vie des subiects, du Prince souuerain, ne dira pas cela, sauf correction, car il doit empescher que le peuple ne soit mal traicté: Et pour ce respect ez villes bien policees il y a des beaux Statuts bien obseruez. Pour le regard de la Medecine. En la bonne police de Marseille il y a vn bon reglement, que i'ay veu obseruer. Que nul Medecin, quoy qu'il soit Docteur, ne pourra practiquer en ladicte ville, s'il n'a faict preuue de sa suffisance par vne dispute publique, en la Loge. Pour ceste occasion i'ay veu disputer à Marseille feu Monsieur Colombi de Manosque Docteur Medecin fort suffisant, lequel soustint pour sa These, qu'en

l'extreme

l'extreme danger de l'engine ou schinancie, il estoit expedient de faire vne ouuerture petite entre deux anneaux de la trachee artere. De la façon les Messieurs de Marseille ne sont iamais trompez, par ces porteurs de secrets en la manche. Ceux qui gouuernent le public y doiuent prendre garde, & les faire examiner publiquement, & non pas demander pour la preuue de leur suffisance qu'on luy donne trois, ou plusieurs malades, & que les Medecins en prennent autant, pour voir qui les guerira mieux, C'est vne chose impossible de treuuer plusieurs malades attaints de mesme maladie, qui soyent de mesme aage, de mesme temperature, & de forces esgales. Dauantage il seroit a debatre qui choisiroit: ils ne voudroyent pas prendre ceux que nous leur donnerions, comme il ne seroit pas raisonnable. Car nous leur ferions embrasser les morts comme nous auons faict en plusieurs practiques, & nommément en la fille de Monsieur de Seillon, & en la personne d'vn Sieur Conseiller, & en plusieurs autres occasions. Nous parlerons de Lalgarot au traicté des remedes des maladies. Il n'est pas raisonnable qu'ils nous donnent les malades, car nous ne ferons pas contre nos bulles, pourtant la demande est impertinante. Mais ils font comme celuy qui dict,

Qui non s'arrisque ren non pren.

Audaces fortuna iuuat.

Les Iuges ne vuident pas les proces au sort. Hippocrate au liure des parties de l'homme escrit, que la fortune, & le sort sont libres, & ne recognoissent en rien la raison, & ne ployent point aux vœux. La science est sousmise à la raison, & produit vn heureux succes, si on en vse comme il faut. La Medecine n'a besoin d'aucune fortune. Ce sera assez pour ce premier cayer, puis que nostre soufleur nous a donné les limites, & les bornes de nostre discours, au commencement de la page 91. Ie suis mal content d'auoir procedé si auant en correction par l'espace de huict iours, contre mon naturel & coustume, mais

Qui reçoit mal ne peut bien dire.

FIN.

www.ingramcontent.com/pod-product-compliance
Ingram Content Group UK Ltd.
Pitfield, Milton Keynes, MK11 3LW, UK
UKHW012044240726
13965UKWH00003B/1029

9 782013 550055